OBESIDADE

COLEÇÃO **COMO CUIDAR**

Antonio Antonietto (org.)

OBESIDADE

Claudia Cozer Kalil

Antonio Roberto Chacra

Denise Duarte Iezzi

José Antonio Miguel Marcondes

Erika Bezerra Parente

O guia essencial sobre saúde e qualidade de vida

Benvirá

ISBN 978-85-5717-172-5

DADOS INTERNACIONAIS DE CATALOGAÇÃO NA PUBLICAÇÃO (CIP)
ANGÉLICA ILACQUA CRB-8/7057

SOMOS EDUCAÇÃO | **Benvirá**

Av. das Nações Unidas, 7221, 1º Andar, Setor B
Pinheiros – São Paulo – SP – CEP: 05425-902

SAC | **0800-0117875**
De 2ª a 6ª, das 8h às 18h
www.editorasaraiva.com.br/contato

Obesidade / Claudia Cozer Kalil...[et al]. -- São Paulo :
Benvirá, 2017.
176 p. : il. (Coleção Como cuidar)

ISBN: 978-85-5717-172-5

1. Obesidade – Obras populares 2. Obesidade – Aspectos psicológicos 3. Obesidade – Tratamentos 4. Emagrecimento 4. Saúde 5. Exercícios físicos I. Kalil, Claudia Cozer II. Série

17-1311

CDD 616.398
CDU 616.399

Presidente	Eduardo Mufarej
Vice-presidente	Claudio Lensing
Diretora editorial	Flávia Alves Bravin
Editoras	Débora Guterman
	Paula Carvalho
	Tatiana Vieira Allegro
Editora de arte	Deborah Mattos
Suporte editorial	Juliana Bojczuk

Preparação	Luiza Del Monaco
Diagramação	Patricia Ishihara
	(Obá Editorial)
Revisão	Laila Guilherme
Ilustrações	Eduardo Borges
Projeto gráfico e capa	Carol Ohashi
	(Obá Editorial)
Imagem de capa	Thinkstock/Magone
	Thinkstock/CharlieAJA

Índices para catálogo sistemático:
1. Obesidade

Consultores: Amanda Gonzales Rodrigues, Carlos Eduardo Negrão, Carlos R. Canavez Basualdo, Daniela Regina Agostinho, Fernanda Pisciolaro, Luciana Theodoro, Pablo Rodrigo de Siqueira, Patricia Alves de Oliveira, Ricardo Z. Abdalla.

Copyright © Claudia Cozer Kalil, Antonio Roberto Chacra, Denise Duarte Iezzi, José Antonio Miguel Marcondes, Erika Bezerra Parente e Sociedade Beneficente de Senhoras Hospital Sírio-Libanês, 2016

Todos os direitos reservados à Benvirá, um selo da Saraiva Educação.
www.benvira.com.br

1ª edição, 2017

Nenhuma parte desta publicação poderá ser reproduzida por qualquer meio ou forma sem a prévia autorização da Saraiva Educação. A violação dos direitos autorais é crime estabelecido na lei nº 9.610/98 e punido pelo artigo 184 do Código Penal.

545.542

EDITAR 15805 CL 670538 CAE 623697

APRESENTAÇÃO
Coleção Como Cuidar

Já há quem afirme que esta geração está atravessando o período da maior transformação do sistema de saúde da história da civilização. Entre as inúmeras razões para essa mudança está, talvez a mais importante, a chamada "ativação das pessoas". (Veja que utilizamos o termo "pessoa", em vez de paciente, para promover um distanciamento do conceito da doença. Afinal, o que se quer é que a saúde – e não a doença – seja o foco.)

Essa ativação se deu sobretudo em decorrência de outra revolução, a da informação, que através da internet proporcionou a todos acesso fácil e rápido ao cabedal de conhecimento das ciências da saúde. De início, alguns colegas médicos reagiram negativamente ao fato de o "paciente" adentrar seu consultório já com muita informação sobre o que o levou a procurá-lo. O médico considerava estar sendo testado por um leigo! Mas agora tudo mudou: faz parte do trabalho do profissional de saúde colaborar para a disseminação do conhecimento, fator de enorme importância para que as pessoas assumam a ideia de que a saúde é de sua própria responsabilidade.

No entanto, embora hoje existam várias fontes disponíveis para consulta – como sites, blogs, revistas, grupos de discussão –, nem todas são confiáveis. Muitas trazem apenas reportagens genéricas sobre determinada doença, sem aprofundamento, sem a devida orientação médica, o que pode mais confundir do que ajudar o leitor.

A coleção Como Cuidar, elaborada em parceria entre a editora Benvirá e o Hospital Sírio-Libanês, referência no Brasil e no exterior, chega ao mercado justamente para ajudar as pessoas a obter informação de qualidade e bastante completa sobre uma série de doenças ou distúrbios. Os temas foram escolhidos pelos médicos do corpo clínico do hospital e pelos editores, levando em consideração os agravos à saúde mais comumente encontrados hoje em dia no Brasil e no mundo.

Unindo o conhecimento técnico e a experiência clínica dos médicos, os livros usam uma linguagem simples e jornalística para explicar as causas das doenças, dar dicas de prevenção, acabar com mitos relativos ao problema e sugerir uma série de tratamentos. Porém, não se esqueça: a leitura desta obra nunca deve substituir uma consulta com um especialista. A ideia da coleção é permitir que as pessoas cada vez mais observem e conheçam o próprio corpo, a própria doença e, principalmente, aprendam a melhor forma de gerenciar sua saúde, diminuindo a distância, em termos de conhecimento, dos médicos e de outros profissionais de saúde.

Esperamos que, ao ler este volume, você esclareça várias de suas dúvidas e consiga viver melhor seu dia a dia, com muito mais conhecimento sobre si mesmo.

– *Dr. Antonio Antonietto*
Diretor de governança clínica do Hospital Sírio-Libanês

SUMÁRIO

1. Introdução ... 9
2. As causas da obesidade ... 15
3. A avaliação do paciente obeso ... 33
4. Complicações da obesidade ... 51
5. Prevenção e tratamento: abordagem psicológica ... 71
6. Prevenção e tratamento: abordagem nutricional ... 83
7. Prevenção e tratamento: a importância do exercício físico ... 103
8. Prevenção e tratamento: o uso de medicamentos ... 113
9. Prevenção e tratamento: cirurgia ... 123
10. Obesidade infantil ... 145
11. Obesidade na gestação ... 161
12. Avanços e futuro ... 169

Sobre os autores ... 175

INTRODUÇÃO

Ao longo das últimas décadas, a obesidade virou uma epidemia mundial. Tanto em países desenvolvidos como nos em desenvolvimento, a taxa de pessoas com sobrepeso e de obesos cresce ano a ano. No Brasil, é um problema visível: é possível observar nas ruas que as pessoas estão mais gordas, seja nas grandes cidades ou em lugares mais remotos. E, com o peso, aumentaram também as taxas de doenças associadas à obesidade, em especial as cardíacas, fazendo da questão um problema de saúde pública que consome altos investimentos dos governos e já atinge crianças e adolescentes.

As causas do aumento do número de pessoas obesas, conforme veremos adiante, são variadas, e ainda há muito o que ser investigado pela ciência sobre a dinâmica do ganho e da perda de peso. No entanto, como grande parte dessa mudança está associada a novos hábitos adquiridos nos últimos 30 anos, acreditamos que com boa orientação e esclarecimentos todos consigam entender melhor essa doença e colaborar para a prevenção e o tratamento adequado.

O QUE É OBESIDADE?

A obesidade é definida como o excesso de gordura corporal em relação à massa muscular. É uma doença complexa, causada por fatores genéticos (herança familiar) e ambientais (falta de atividade física e excesso de ingestão de calorias), sofrendo ainda a influência de condições sociais e econômicas e de fatores endócrinos, metabólicos e psicológicos.

A Organização Mundial da Saúde (OMS) usa o chamado Índice de Massa Corporal (IMC) para definir se um indivíduo está acima ou abaixo do peso ou, ainda, com peso normal. O IMC é obtido através da divisão do peso (em quilos) pela altura (em metro) ao quadrado (IMC = peso/ altura^2).

Vamos dar um exemplo real para ficar mais fácil: uma pessoa com 1,60 metro de altura e 70 quilos tem um IMC de 27,3 (70 dividido por 2,56, que é o resultado de 1,60 × 1,60), o que indica sobrepeso ou pré-obesidade (veja a Tabela 1.1 a seguir). Já um valor igual ou superior a 30 indica obesidade, e maior que 40, obesidade grau 3, com riscos gravíssimos de doenças correlatas (ou comorbidades), como doenças cardiovasculares e cerebrovasculares, diabetes mellitus e certos tipos de câncer. O IMC tido como ideal para uma vida saudável é entre 18,5-25 kg/m^2. Abaixo de 18,5 tampouco é considerado sadio, claro, por conta de risco de desnutrição.

TABELA 1.1 Classificação de peso pelo IMC

Classificação	IMC (kg/m²)	Risco de comorbidades
Baixo peso	<18,5	Baixo
Peso normal	18,5-24,9	Médio
Sobrepeso	≥25	–
Pré-obeso	25,0 a 29,9	Aumentado
Obeso I	30,0 a 34,9	Moderado
Obeso II	35,0 a 39,9	Grave
Obeso III	≥40,0	Muito grave

Fonte: OMS.

A EVOLUÇÃO DO COMER

Diante do aumento progressivo da prevalência da obesidade e das complicações associadas a ela, com elevada taxa de morbidade e mortalidade, detectar precocemente indivíduos com excesso de peso e aplicar medidas de mudança do estilo de vida e perda de peso se faz cada vez mais necessário. Mas como será que tudo isso começou?

Para além da biologia humana, ainda sendo investigada, há o fator mais impactante de todos nesse *boom* da obesidade: a mudança histórica de nossos hábitos. Nossos ancestrais só consumiam o que conseguiam obter. Não existia geladeira, freezer, nem mesmo muitos métodos de conservação. O homem caçava (ou colhia) e comia, e boa parte de sua dieta era baseada em sementes, raízes e frutas.

Nos últimos tempos, em especial após a Segunda Guerra Mundial, entraram em cena os mercados e supermercados, a variedade de produtos, as comidas de fácil preparo e de fácil aquisição. E o estoque de comida foi ficando cada vez maior. Somam-se a isso uma menor atividade física – afinal, não é preciso mais sair para caçar seu próprio alimento, pescar ou plantar –, várias facilidades do cotidiano graças à tecnologia e o estímulo do consumo através de propagandas. Resultado: o homem moderno não está adequado ao ambiente atual porque foi programado com o mesmo patrimônio genético de seu antecessor pré-histórico para estocar gordura no corpo, de modo que este ficasse sempre abastecido em caso de escassez de alimento.

Vivendo numa situação de não escassez – pelo contrário, de fartura – e com baixo gasto energético por causa da pouca atividade física, criou-se um desequilíbrio entre o consumo e o gasto de energia. É claro que a obesidade não é decorrente apenas desses novos hábitos. Medicamentos, fatores genéticos e hereditários e doenças endócrinas são fatores que se somam a isso. Mas, sem dúvida alguma, o mais importante é o contexto atual de consumo aumentado de energia e a diminuição do gasto energético.

EPIDEMIA MUNDIAL

Dados da OMS estimam que haja 1,6 bilhão de adultos com sobrepeso no mundo; desses, cerca de 400 milhões são obesos. No Brasil, em 2014, 52,5% da população adulta apresentava diagnóstico de sobrepeso e 17,9% de obesidade. Em 2006, a porcentagem era de 42,7% e 11,4%, respectivamente (veja a Figura 1.1).

Em 2013, a Pesquisa Nacional de Saúde (PNS) apontou que 57,3% dos homens e 59,8% das mulheres estavam acima do peso no país. Outro dado alarmante é referente às crianças: segundo o Ministério da Saúde, cerca de 30% das crianças do país têm sobrepeso e 5% são obesas, e muitos adolescentes já apresentam doenças como hipertensão arterial, diabetes e dislipidemia (nível elevado de gordura no sangue).

Na mira da OMS e dos departamentos de saúde dos governos, a obesidade é um tema que deve ser discutido urgentemente. A ideia é que, com cada vez mais acesso a informações sobre ela, as pessoas possam combatê-la e evitá-la.

É com essa intenção que escrevemos este livro para você.

FIGURA 1.1 Aumento da obesidade

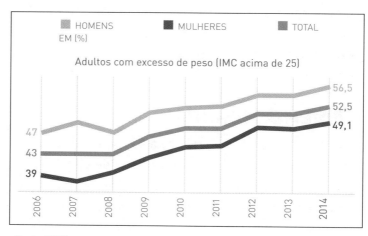

Fonte: OMS.

AS CAUSAS
DA OBESIDADE

Até alguns anos atrás, o obeso era visto essencialmente como aquela pessoa que comia muito e não se exercitava nada. Ainda hoje esse conceito – e, por que não dizer, preconceito – perdura. Mas, ao menos para a medicina, já é sabido que o processo de engorda é muito mais complexo do que essa conta entre a energia que entra e a que sai. Isso porque, muito além do comer e do gastar, há diversos outros determinantes que influenciam o ganho de peso, a dificuldade de perdê-lo e, uma vez atingido o peso ideal, a tentativa de mantê-lo.

Existe uma regulação individual chamada *balanço energético*, que é a relação entre a energia que cada pessoa gasta para manter seu corpo funcionando em repouso ou em jejum e o total de energia ingerida por meio dos alimentos. O problema é que cada indivíduo, além de ter o seu próprio balanço (suas necessidades), também tem comportamentos diferentes (alguns comem várias vezes ao dia, e outros fazem apenas três refeições, por exemplo), e isso faz com que esse balanço seja bem particular a cada caso. Isso explica por que, mesmo ingerindo a mesma quantidade de calorias diárias, duas pessoas apresentam ganho de peso diferente. A complexidade do sistema não para por aí. O processo de adquirir e gastar energia sofre influências em muitas de suas etapas, de forma que o peso do indivíduo acaba sendo influenciado também por hormônios, pela genética, pelo ambiente em que vive, pelo estilo de vida, pelo aspecto emocional, por medicamentos de que faz uso e, lá no começo de tudo, pela vida pré-natal (intrauterina). Isso sem contar uma série de fatores ainda desconhecidos pelas ciências médicas.

O objetivo deste capítulo é aprofundar o conceito de balanço energético e elucidar por que, afinal, ficamos obesos.

BALANÇO ENERGÉTICO

De quantas calorias uma pessoa precisa para sobreviver? Desde que as dietas viraram febre, a obsessão de quem quer perder peso está ligada à quantidade de calorias ingeridas por refeição ou por dia. O problema das dietas é que elas padronizam as quantidades sem levar em conta a qualidade da energia ingerida e, principalmente, que as pessoas têm necessidades distintas (leia mais sobre dietas no Capítulo 6).

Mais importante que definir quantias padronizadas é saber qual é o balanço energético de cada um. Isso significa que, para cada ser humano, há um mínimo de calorias diárias para que o organismo funcione perfeitamente. E esse valor depende de uma série de fatores (sexo, idade, estilo de vida, quantidade de massa muscular etc.). Toda vez que a pessoa ingerir mais que gastar, desequilibrando seu balanço, haverá um ganho extra de energia. E o corpo, muito inteligente, como já está adaptado às condições de privação de comida desde a época do homem pré-histórico, vai estocar esse excedente. Esse estoque – que pode ser de glicogênio (no fígado e no músculo) e de gordura – é, até certo ponto, bom e necessário.

Um depósito razoável de gordura é importante para que, num contexto de escassez alimentar – como jejuns prolongados, períodos de doença grave, falta de alimento ou até durante guerras –, o organismo consiga manter seu dono vivo. Em outras palavras, para que a pessoa consiga suprir suas funções vitais em um momento em que não esteja ingerindo alimentos adequadamente. O problema é que essas situações estão cada vez mais raras e, por isso, é preciso ter um cuidado com as quantidades que se comem ao longo de um dia para que o estoque não seja tão grande. Em última análise, é desse desequilíbrio energético que pode surgir a obesidade.

Mas por que, afinal, existem pessoas que engordam com facilidade e outras que parecem nunca ganhar peso? Existe um fator individual que é a quantidade de gordura que cada indivíduo consegue estocar e a quantidade de gordura que cada indivíduo consegue gastar em uma atividade. Às vezes, duas pessoas consomem a mesma quantidade de calorias, mas uma delas tem uma tendência a estocar mais gordura que a outra, por causa de um trabalho enzimático diferente. Da mesma forma, quando duas pessoas vão fazer uma atividade física, uma delas pode queimar (oxidar) mais gorduras que a outra. E cada um desses quatro fatores – ingestão alimentar, gasto energético, aumento da capacidade de armazenar gordura e diminuição da capacidade de oxidar gordura – é individual e sofre influência de vários outros aspectos. Vamos falar mais detalhadamente desses quatro fatores a seguir.

Ingestão alimentar

A ingestão dos alimentos sofre influência de certos neurotransmissores que circulam pelo sangue, produzidos tanto na região cerebral quanto na região periférica (intestino e estômago), que controlam a sensação de fome e de saciedade. Quando há um desequilíbrio entre esses neurotransmissores, a pessoa pode sentir mais fome ou dificuldade em atingir a saciedade – e, assim, acaba comendo muito mais do que realmente necessita. A culpa, entretanto, não é só dos neurotransmissores. Quando se soma a esse desequilíbrio entre fome e saciedade um hábito alimentar ruim, isto é, com preferência por alimentos calóricos, ricos em gordura e pobres em fibras – como é a maioria das opções industrializadas –, naturalmente haverá também maior capacidade de absorção e estoque desses alimentos. E infelizmente, nos dias atuais, com a correria da vida moderna e as muitas horas passadas fora de casa, as pessoas acabam lançando mão desses produtos de fácil preparo e pouco nutritivos, em vez de buscarem alimentos mais naturais, ricos em nutrientes.

A qualidade da composição da dieta é muito importante. Os alimentos ricos em gorduras não apenas são mais calóricos – cada grama de gordura tem nove calorias, enquanto cada grama de carboidrato e proteína tem quatro calorias – como fazem com que os sinalizadores de saciedade do cérebro fiquem mais resistentes. Há dois neurotransmissores no sangue que avisam ao cérebro que o corpo está recebendo nutrientes, estimulando a saciedade e avisando, portanto, que é hora de parar de comer: a leptina e a insulina. Quanto mais rica a dieta é em gordura, mais pobre é essa sinalização, e acabamos comendo mais do que o necessário.

A leptina é produzida pelo tecido gorduroso e, quanto mais tecido gorduroso uma pessoa tem, mais leptina ela produz – o que não significa que essa pessoa tenha mais saciedade, muito pelo contrário. Níveis elevados de leptina no sangue fazem com que o cérebro se torne insensível à sua ação, criando um bloqueio, em um mecanismo chamado pela medicina de *down regulation* (regulação negativa). É por isso que alguns indivíduos obesos não atingem a sensação de saciedade. O mesmo ocorre quando há excesso de insulina na circulação.

SUPERPORÇÕES

Outro ponto importante sobre a forma como nos alimentamos hoje é o tamanho das porções. Ao longo dos anos, o tamanho de tudo aumentou: do saco de pipoca, do hambúguer, do copo de refrigerante e até dos pratos nos restaurantes. Ou seja, além da tendência de comermos alimentos de alto teor calórico e pouco nutritivos, a quantidade também está cada vez maior.

Além de todas as questões já postas, muitas delas ligadas ao estilo de vida moderno, há mais um fator que tem grande influência no ato de comer: o sistema de prazer e recompensa. Afinal, come-se não apenas por uma necessidade fisiológica, para repor energia, mas também pelo prazer, seja ele oriundo do paladar (dos sabores dos alimentos) ou da vida social que existe em torno do hábito de comer.

Existe um sistema cerebral chamado endocanabinoide, que é responsável pela sensação de recompensa. Quando se ingerem determinados alimentos, em especial os ricos em carboidratos – e um bom exemplo são os doces –, o cérebro libera substâncias como a dopamina, que causam uma sensação de prazer. Isso gera um círculo vicioso, no qual o indivíduo, mesmo que inconscientemente, precisa comer de novo para repetir essa sensação. Por fim, há ainda o ato de comer por ansiedade ou para aliviar alguma angústia, assunto que será abordado no Capítulo 5.

Gasto energético

Enquanto o ganho de energia só ocorre através da ingestão de alimentos, existem três tipos de gasto de energia: o *gasto energético de repouso* (GER), o *gasto energético (ou calórico) de atividade física* (GEAF) e o *gasto calórico da termogênese alimentar* (TA). Quando somados, os três formam o *gasto energético total* (GET).

O primeiro é o gasto de calorias que o indivíduo necessita para se manter vivo: para o sangue circular, para as células se manterem ativas e os órgãos em pleno funcionamento. O GER é fundamental para a existência e representa entre 60% e 70% do gasto total. O GEAF, por sua vez, está ligado à atividade física e representa em torno de 15% a 30% do GET – e não se trata apenas da atividade física regular, esportiva ou de quem frequenta academia. Trata-se da movimentação diária, como deslocamentos para pegar condução, subir e descer escadas, arrumar a casa etc. E o terceiro e último, o TA, representa quanto se gasta para mastigar, engolir, absorver e transportar os nutrientes por via sanguínea. Esse gasto corresponde a apenas 10% do gasto total e é o único que não varia de indivíduo para indivíduo.

O gasto energético de atividade física diminuiu consideravelmente com as facilidades da vida moderna. Os muitos confortos que a tecnologia trouxe à vida contemporânea – escada rolante, elevador, carro, controle remoto, eletrodomésticos cada vez mais práticos – fizeram com que atividades antes comuns, como caminhar longas distâncias, se tornassem mais raras, colaborando para o sedentarismo mais generalizado da população.

O gasto energético de repouso é geneticamente determinado e, assim, varia consideravelmente conforme o indivíduo – homens, pessoas com sobrepeso e jovens têm um gasto energético maior que mulheres, pessoas magras e mais velhas, por exemplo. Daí a vontade de comer cada vez menos conforme a idade avança.

De todos os componentes do gasto energético, o único que é modificável, ou seja, que o indivíduo consegue moldar e não depende de característica genética, é o GEAF – e é justamente o componente que está diminuído entre os pacientes obesos. Por isso há sempre a recomendação de exercícios físicos para os pacientes que precisam reduzir o peso. Os estudos clínicos ainda não conseguiram demonstrar um possível defeito nesse gasto energético quando do aparecimento da obesidade. Isso porque os métodos que existem atualmente são poucos, limitados e muitas vezes não conseguem reconhecer pequenas alterações do metabolismo.

QUADRO 2.1 Os três tipos de gasto de energia

– *Gasto energético de repouso (GER)*: calorias que precisamos gastar para nos manter vivos. Representa entre 60% e 70% do gasto total.

– *Gasto energético de atividade física (GEAF)*: energia necessária para nos movimentarmos. Representa em torno de 15% a 30% do total.

– *Gasto calórico da termogênese alimentar (TA)*: quanto se gasta para mastigar, engolir, absorver e transportar nutrientes no sangue. Representa 10% do gasto total.

Armazenamento de gordura

O terceiro fator que influencia o balanço energético é a capacidade do ser humano de armazenar gordura. Já é sabido que pacientes com tendência a ganhar peso têm um aumento da capacidade de armazenar triglicérides (um tipo de gordura) no tecido adiposo, aumentando também a reserva energética. Quem capta essa gordura no sangue e a acumula nas células adiposas é uma enzima chamada lipoproteína lipase (LPL). A pessoa que tem um aumento na capacidade de armazenar gordura tem também um aumento da atividade da LPL, e a atividade dessa enzima é diferente em cada parte do organismo, sofrendo a influência de alguns hormônios, como a insulina e o cortisol.

Pessoas que têm a insulina alta estimulam a atividade da LPL, ajudando ainda mais a acumular gordura nesses pontos do corpo onde há tecido adiposo. Além disso, a insulina bloqueia a lipólise – que é a oxidação das gorduras, ou a quebra dela em energia, como veremos no próximo tópico. O cortisol tem uma ação similar.

É importante lembrar que os hormônios de crescimento diminuem a atividade da LPL. Conforme envelhecemos, passamos a ter menor quantidade desses hormônios – daí a facilidade cada vez maior de estocar gordura à medida que vamos envelhecendo, principalmente na região abdominal.

Oxidação de gorduras

O quarto e último fator do balanço energético que influencia o ganho de peso é uma deficiência na lipólise, ou seja, quando não se consegue quebrar devidamente as gorduras e usá-las como fonte de energia. Da mesma forma que os triglicérides são estocados no tecido adiposo (ou adipócito), para fazer o ciclo inverso e oxidar a gordura é necessária a ação de uma enzima chamada lipase hormônio sensível (LHS). É ela que quebra a gordura dos adipócitos e a coloca na circulação para que seja usada em uma atividade física ou quando o paciente está há muito tempo em jejum. Algumas pessoas têm dificuldade na ação dessa enzima (por fatores genéticos ou hereditários que ainda não foram comprovados) e acabam não requerendo energia do tecido adiposo, e sim do glicogênio, que está estocado no fígado e no músculo. Ou seja, o organismo tira energia do lugar errado, os estoques de gordura são mantidos e a pessoa encara uma dificuldade na perda de peso.

Essa deficiência na oxidação varia de indivíduo para indivíduo, mas também pode sofrer alterações em uma mesma pessoa, dependendo da fase da vida em que está, da quantidade de exercícios que faz, de seus níveis hormonais e ainda de seus níveis de insulina, pois, ao mesmo tempo que ela estimula o acúmulo de gordura (como vimos no tópico anterior), ela bloqueia a quebra da gordura.

Existe um exame chamado calorimetria (conforme veremos no Capítulo 7) que possibilita avaliar se um organismo queima mais carboidrato ou gordura.

A DANÇA DOS HORMÔNIOS E NEURÔNIOS

Além da leptina e da insulina, há outros hormônios que regulam a fome, a saciedade e o gasto de energia: a colecistocinina, o glucagon, o peptídio glucagon 1 (popularmente conhecido como GLP1), o peptídeo YY (PYY) e a grelina. Todos esses neurotransmissores são liberados pelo estômago e pelas alças intestinais. Assim, no sistema nervoso central, principalmente numa região denominada hipotálamo, há uma sensibilidade a esses sinais que estimulam ou inibem o apetite – e é dessa interação que surgem as atitudes de cada indivíduo em relação à comida.

A grelina, por exemplo, é um hormônio pouco conhecido, produzido pelas células do estômago. Trata-se de um neurotransmissor orexígeno (que abre o apetite), ou seja, toda vez que os níveis de nutrientes estão baixos, a grelina entra em ação e estimula a ingestão alimentar.

Durante a alimentação, o trato digestório também libera a colecistocinina, o PYY e o GLP1, que, uma vez aumentados no sangue, junto à insulina, fazem com que o apetite diminua. Assim, podemos chamar todos eles de anorexígenos, ou seja, fazem o movimento contrário da grelina.

Existem ainda as substâncias produzidas dentro do sistema nervoso central. Os mais conhecidos são o neuropeptídio Y, ativado quando o corpo está em jejum para estimular a fome e a ingestão alimentar, e o POMC/CART, produzido pelos neurônios, que faz com que a pessoa diminua a ingestão alimentar à medida que está comendo. Ainda temos, em nível cerebral, a ação da serotonina, da dopamina e da noradrenalina, que agem diminuindo o apetite.

Muitos pacientes que sofrem lesões cerebrais – em acidentes de carro, cirurgias de tumores cerebrais, radiações – podem ter um desequilíbrio no comportamento alimentar, comendo a mais ou a menos, porque a área do hipotálamo, onde são produzidos esses neurotransmissores, foi afetada.

Como se pode ver, são muitas as substâncias que fazem parte da grande orquestração que é a ingestão alimentar. É uma mistura de grupos de hormônios produzidos no trato digestório ou no cérebro que estimulam ou inibem a fome e a saciedade. Cada substância é liberada em um momento diferente, vinda de uma parte diferente do corpo, e vai até o cérebro estimular ou dar a sensação de saciedade. Qualquer descontrole, produção insuficiente ou exagerada desses neurotransmissores gera um desequilíbrio no qual a pessoa sente muita fome e come mais que o necessário ou tem dificuldade de parar de comer. É daí que acabam decorrendo alguns casos de obesidade.

CÉREBRO NO CONTROLE

Quando você está em jejum, o cérebro é ativado pela falta da glicose, e os neurônios liberam substâncias intracerebrais (chamadas orexígenos) que estimulam a fome. À medida que você se alimenta e passa a ter níveis de glicose e aminoácidos no sangue, o cérebro recebe essa informação e inibe a atividade desses neurônios, que começam a liberar substâncias anorexígenas para fazer o trabalho contrário: diminuir o apetite. O trato digestório faz um trabalho semelhante, estimulando neurônios cerebrais com seus neurotransmissores para que você sinta fome e, assim que come, saciedade.

Apesar de já terem sido identificadas mais de 12 substâncias chamadas neuro-hormônios, fabricadas tanto pelos neurônios quanto pelas células do trato digestório, não se conseguiu obter até o momento uma medicação que controle todo esse sistema e ajude no combate à obesidade. Ao mesmo tempo, apesar de a medicina já conhecer bem o funcionamento dessas substâncias, é difícil afirmar que não existam outras tantas ainda não identificadas.

DOENÇAS ENDÓCRINAS E MEDICAMENTOS

Uma pessoa também pode se tornar obesa por causa das chamadas doenças endócrinas, que correspondem a apenas 5% das causas de obesidade. Algumas delas, como a síndrome de cushing, aumentam a secreção do hormônio cortisol no organismo. E, como se trata de um hormônio que ajuda a aumentar o apetite, estocar e formar mais gordura, essa doença pode contribuir para o ganho de peso do indivíduo. É por isso também que remédios que usam a cortisona como base são conhecidos por engordar os pacientes.

Outra doença que, se não tratada, pode aumentar o ganho de peso é o hipotireoidismo. A tireoide é uma glândula que produz os hormônios T3 e T4, os quais estimulam o metabolismo, ajudam no funcionamento dos órgãos e na circulação do sangue. Quando o indivíduo tem hipotireoidismo, que pode ser descrito como uma tireoide preguiçosa, o organismo acumula ácido hialurônico, uma substância gelatinosa, no tecido subcutâneo e em outros tecidos, favorecendo o inchaço. A doença também diminui o funcionamento dos órgãos e o metabolismo, levando a um acúmulo de gordura corporal. Assim, quando uma pessoa tem a doença e não a trata, ela tende a ganhar peso. O problema atinge 2% das mulheres e 0,2% dos homens adultos no mundo.

Outra patologia endócrina que pode causar obesidade é a deficiência do hormônio de crescimento na fase adulta, que também ajuda a diminuir o metabolismo e faz o paciente ganhar quilos extras. Por fim, a falta dos hormônios sexuais, seja na menopausa (mulher) ou na andropausa (homem), ou qualquer doença em que a pessoa perca sua secreção ovariana ou testicular – por ter passado por uma radioterapia, uma cirurgia ou qualquer situação que iniba a produção de estrógeno, progesterona ou testosterona – também pode literalmente pesar na balança. Vale lembrar que a síndrome de Down e a síndrome Prade Willi propiciam o aparecimento da obesidade por uma disfunção do hipotálamo (cérebro).

Quanto aos medicamentos, além daqueles à base de cortisona, como já mencionamos, existem algumas classes de antidepressivos, estabilizadores de humor e remédios para bronquite e asma que ajudam a abrir o apetite, estocar mais gordura e diminuir o metabolismo, interferindo assim no balanço energético.

O PESO DA GENÉTICA

Até agora falamos da influência do ambiente e dos fatores hormonais, mas o fator genético hereditário, que é a propensão do indivíduo ao ganho de peso, independentemente do ambiente em que ele vive, é muito importante. Estudos internacionais e nacionais apontam que filhos de pai e mãe obesos têm até 80% de chance de se tornarem obesos. Os que têm apenas um dos pais com obesidade têm as chances em torno de 50%.

Além da herança genética em si, existem algumas deficiências genéticas que favorecem o ganho de peso. Uma delas é a deficiência da produção da leptina, hormônio já citado anteriormente, produzido pelo tecido adiposo. Existe ainda a deficiência no receptor da leptina – a pessoa até produz o hormônio, mas ele não consegue agir. Há muitos outros genes sendo estudados atualmente pela ciência como possíveis ocasionadores da obesidade, principalmente porque essa é uma doença poligênica, ou seja, com vários genes envolvidos.

NA BARRIGA DA MÃE

Outra influência sobre o peso de um indivíduo vem da vida intrauterina. Muitos fatores na gestação podem determinar como vai ser o balanço energético da criança ainda na barriga da mãe – por exemplo, o IMC da mãe antes de engravidar, quanto essa gestante ganha de peso durante a gravidez, sua idade, quantos filhos ela teve e o estado nutricional da criança quando nasce. O peso do recém-nascido é um indicador indireto do ambiente nutricional intrauterino.

Alguns estudos recentes mostram que, quanto mais baixo é o peso da criança ao nascer, maior risco ela tem de desenvolver a obesidade no futuro. Crianças de baixo peso ao nascerem tendem, ao longo do tempo, a estocar mais energia, porque provavelmente sofreram uma grande privação na vida intrauterina. Em outras palavras, o feto se adaptou a um ambiente adverso, otimizando a utilização dos suprimentos oferecidos na barriga da mãe para garantir sua sobrevivência e o funcionamento de seus órgãos vitais. A partir do momento em que ele sai desse ambiente hostil, vem à vida e recebe uma disponibilidade de nutrientes a mais, ele aumenta seu estoque de gordura, sua adiposidade e mantém uma taxa de metabolismo mais baixa desde o comecinho da vida.

***

Resumindo, a grande maioria dos pacientes ganha peso por uma associação dos fatores citados anteriormente, e não por uma única razão. Muitas vezes não existe um único culpado para o acúmulo gradual de gordura.

A AVALIAÇÃO DO PACIENTE OBESO

A obesidade é uma doença crônica e complexa que necessita de um acompanhamento constante ao longo da vida, deixando de lado os modismos e os tratamentos que prometem milagres. Assim, é muito importante que o paciente receba orientações de um especialista treinado na abordagem do sobrepeso. Nesse sentido, o médico endocrinologista é o mais indicado. Ele pode indicar o medicamento mais adequado para cada paciente, além de recomendar dieta e atividade física específicas.

Sabe-se que a perda de apenas 5% a 10% do peso (ou seja, se uma pessoa pesa 100 quilos, a perda seria de 5 a 10 quilos) já apresenta melhora do perfil de risco cardiovascular e uma menor incidência de diabetes, o que mostra que muitas vezes não é necessário que o paciente obeso fique magro, submetendo-se a algum padrão estético da sociedade contemporânea, mas sim que emagreça um pouco e consiga se manter nesse novo peso.

Mas como determinar qual o tratamento mais indicado para cada paciente? Como a obesidade pode ser diagnosticada? É isso que veremos a seguir.

AVALIAÇÃO INICIAL

Durante a primeira consulta de um paciente obeso, muitos fatores devem ser levados em consideração. A história clínica deve ser bem detalhada, pois, dependendo dos fatores que causaram a obesidade em cada caso, o tratamento poderá ser diferente.

História clínica

Há algumas perguntas básicas que os endocrinologistas costumam fazer. Vamos a elas:

Quando começou a obesidade/o sobrepeso? Há quanto tempo você tem esse peso?

O organismo possui uma memória do peso antigo, de forma que geralmente devemos almejar um peso semelhante àquele que a pessoa tinha antes de sua fase de maior ganho de peso. Por exemplo, uma pessoa que pesou 80 quilos a vida toda e atualmente pesa 120 quilos dificilmente chegará aos 50 quilos, mesmo com dieta. Portanto, nesse caso, a meta será atingir o melhor peso que a pessoa já teve em sua vida adulta (80 quilos), mesmo que ainda seja um pouco elevado para aquele paciente. Também é importante saber qual e quando foi o peso máximo atingido, assim como o peso e a altura atuais.

Que fatores desencadearam o ganho de peso?

Geralmente a pessoa consegue relacionar o maior ganho de peso a alguma mudança em sua vida (após a puberdade, a gestação, uma separação, um casamento, problemas no emprego ou familiares, uso de medicamentos como corticoides ou alguns antidepressivos, após parar de fumar etc.). Entender o fator desencadeante é importante para saber qual mecanismo favoreceu o maior ganho de peso naquele paciente.

Qual é seu padrão alimentar?

É extremamente importante entender qual é o padrão de alimentação do paciente. Avaliar os horários em que come, os tipos de alimento normalmente ingeridos, as quantidades e os comportamentos alimentares. É provável que o médico pergunte sobre episódios de compulsão e excesso de vontade de comer à noite – pois, dependendo do caso, esse hábito pode se encaixar em uma doença chamada *transtorno de compulsão alimentar periódica*, para a qual existe um tratamento específico. A seguir, uma lista dos possíveis padrões alimentares:

- **Perfil beliscador**: é a pessoa que come pequenas porções ao longo do dia, várias vezes ao dia. O tamanho das refeições não é tão grande, o que muitas vezes leva a pessoa a achar que não come tanto e que não sente muita fome.
- **Perfil hiperfágico**: é aquela pessoa que geralmente não come fora de horário, mas que na hora da refeição ingere uma quantidade calórica elevada.

Os pratos são grandes, e ela come grandes volumes de uma só vez.

- Padrão alimentar caótico: são aquelas pessoas que não têm nenhum tipo de padrão na alimentação. Ora se alimentam de forma hiperfágica, ora de forma beliscadora. Às vezes ficam longos períodos em jejum.

- Comportamento alimentar sofisticado: são aqueles que comem nas horas certas, e alimentos muitas vezes até saudáveis, mas exageram nas calorias por elaborarem demais o prato, com excesso de alimentos como azeites, castanhas ou nozes, uvas--passas, molhos feitos com óleos, à base de queijos ou de creme de leite, sobremesas elaboradas, vinhos, licor, entradas antes da refeição principal etc. Geralmente são pessoas que gostam de cozinhar, apreciam bons restaurantes e entendem de cozinha. Mas exageram nas calorias por enfeitarem demais o prato.

- Padrão ligado ao alcoolismo: muitas pessoas ingerem mais calorias na forma de bebidas alcoólicas que na forma de alimentos. Nesses casos, deve-se prestar atenção ao risco de deficiências nutricionais, mesmo que o paciente esteja acima do peso. Há também pessoas que têm costume de comer muito quando bebem (geralmente frituras e alimentos de alta densidade energética e baixa densidade nutritiva), sendo a bebida um fator desencadeante para a má alimentação.

Possui distorção da autoimagem corporal? Olha-se no espelho e se vê com muito mais peso do que realmente tem? Costuma induzir vômitos após uma refeição? Usa laxantes ou diuréticos?

Esse comportamento pode estar associado à bulimia.

Já realizou algum tipo de tratamento em busca de perda de peso?

É necessário avaliar a resposta que o organismo da pessoa teve a cada tipo de tratamento, os efeitos colaterais e o motivo da interrupção.

Qual o nível, a quantidade e o tipo de atividade física realizada?

Isso tudo pode influenciar na avaliação.

Possui histórico de obesidade na família?

Normalmente a obesidade de origem genética é gravíssima, de difícil tratamento e muitas vezes pode ser necessária uma cirurgia para redução do estômago.

Possui doenças associadas à obesidade?

As principais são: diabetes, aumento de pressão arterial, colesterol alto, artrose, apneia do sono, doenças cardiovasculares, varizes, refluxo gastrointestinal, gordura no fígado e fígado inflamado, cálculo na vesícula, ovários policísticos, ciclos menstruais irregulares, infertilidade (vamos falar mais dessas doenças no Capítulo 4). Caso o paciente não saiba se tem algum desses males, o médico pedirá exames específicos. O paciente deve saber que o tratamento da obesidade pode melhorar ou até curar muitas dessas doenças, além de evitar o surgimento de outras.

Possui algum sintoma de doença psiquiátrica?

É importante que o médico tome conhecimento de algum eventual sintoma, já que muitas doenças psiquiátricas podem influenciar no ganho de peso. Veja alguns exemplos abaixo:

- **Depressão:** tristeza desmotivada, redução do interesse ou da sensação de prazer pelas atividades rotineiras, alteração do sono e do apetite, limitação cognitiva (dificuldade para leitura ou para aprendizado de novas informações), desejos de morte.

- **Transtorno de ansiedade generalizada:** preocupação excessiva com fatos futuros – que ainda não ocorreram e podem até não ocorrer – que gera um sofrimento muito grande, a ponto de causar sintomas físicos como tremores, sudorese, formigamentos.

- **Transtorno do pânico:** medo constante de morrer, de estar com alguma doença muito grave que ninguém diagnostica. Geralmente, o paciente passa por vários médicos, faz vários exames e frequenta muito o pronto-socorro por causa de sintomas físicos ansiosos como palpitações, dor no peito e formigamento.

- **Transtorno obsessivo-compulsivo (TOC):** ideias ou pensamentos repetitivos, que só são aliviados se a pessoa realiza algum tipo de comportamento repetitivo.
- **Fobia social:** temor, vergonha, constrangimento exagerado de ser exposto em público ou participar de momentos em que pode ser avaliado ou julgado.
- **Fobia específica:** medo exagerado de alguma outra coisa específica.

Possui dependência química de álcool, drogas ou algum medicamento?

Tudo isso também pode influenciar no ganho de peso, uma vez que a dependência altera a rotina (e, consequentemente, um padrão de alimentação saudável) e provoca alteração no funcionamento de neuro-hormônios – que, como já vimos, são fundamentais na orquestração do mecanismo de fome e saciedade.

Exame físico

Após a história clínica detalhada, é necessário fazer um exame físico completo para especificar o tipo de obesidade do paciente e definir qual é o melhor tratamento para seu caso.

No consultório, o endocrinologista costuma verificar primeiro o seguinte:

- Peso.
- Altura.
- IMC.
- Circunferência de cintura e de quadril, medida com uma fita métrica. Quando elevada, aumenta muito o risco de diabetes e doença cardiovascular. (Veja mais informações na seção a seguir.)
- Circunferência do pescoço, medida com uma fita métrica. Quando muito maior que a média (em torno de 35 centímetros), eleva o risco de apneia do sono (roncos, pausas na respiração e muita sonolência durante o dia).
- Aspecto da pele. Deve-se observar se há estrias roxas e vermelhas no abdome (o que pode estar associado a uma doença relacionada com aumento do cortisol), acantose nigricans (uma mancha escurecida no pescoço e nas axilas que evidencia um alto risco de diabetes), candidíase em dobras, excesso de pelos e acne (que podem estar associados à síndrome dos ovários policísticos).
- Exame da tireoide. Localizada no pescoço e palpável abaixo da pele, a tireoide deve ser examinada, já que suas alterações podem gerar obesidade ou sobrepeso.
- Escuta do coração e dos pulmões. Isso é importante para avaliar se o paciente tem algum indício de problema cardíaco ou respiratório.
- Medição de pressão arterial com aparelho próprio para o paciente obeso. Os aparelhos normais

mostram uma pressão errada no paciente que está muito acima do peso, pois o manguito deve englobar 2/3 do braço e, no caso dos obesos, isso muitas vezes não é possível.

- **Observação das pernas.** Há varizes? Má circulação? Feridas?

COMO FAZER O DIAGNÓSTICO DA OBESIDADE

Na prática clínica, o cálculo do índice de massa corporal (IMC) é ainda o mais utilizado para o diagnóstico da obesidade. Porém, é um método bastante falho, pois só avalia massa de gordura total. Assim, pacientes que têm aumento de gordura abdominal, por exemplo, podem ter um IMC baixo e, ao mesmo tempo, correr o risco de desenvolver doenças associadas ao sobrepeso, como diabetes, pressão alta e excesso de colesterol, levando às vezes a infartos e derrames.

Desse modo, para um diagnóstico mais preciso, devem ser utilizados outros métodos de avaliação da composição corporal, como os citados a seguir.

Circunferência da cintura e do quadril

A associação de medidas de IMC e da circunferência da cintura (CC) oferece um diagnóstico mais preciso da obesidade na prática clínica. Por meio de uma fita métrica, a CC é medida na parte mais estreita entre costelas e bacia e tem correlação com doenças associadas à obesidade (Figura 3.1). Já a circunferência do quadril (CQ, como se vê na Figura 3.2) é importante para que se obtenha o índice cintura-quadril (ICQ ou PCQ), que é a divisão entre as medidas de cintura e de quadril e dá uma ideia se a gordura é do tipo androide (concentrada na cintura, típica do sexo masculino e também chamada de "maçã") ou ginoide (concentrada no quadril, mais comum no sexo feminino e também chamada de "pera"), como se vê na Figura 3.3. Na primeira, geralmente há correlação com outras doenças relacionadas à obesidade e à gordura visceral, afetando fígado, intestino e artérias.

FIGURA 3.1 Circunferência da cintura

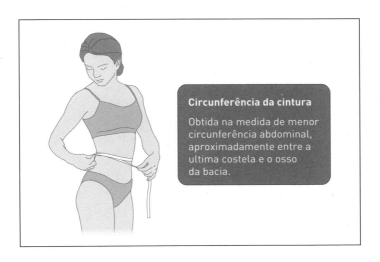

Circunferência da cintura
Obtida na medida de menor circunferência abdominal, aproximadamente entre a ultima costela e o osso da bacia.

FIGURA 3.2 Circunferência do quadril

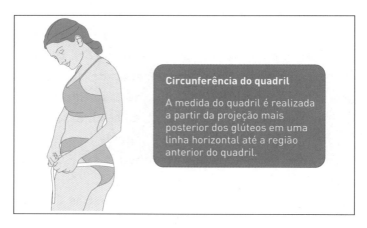

FIGURA 3.3 Gordura androide × gordura ginoide

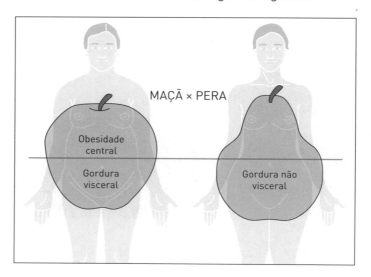

Na Tabela 3.1 a seguir, apresentamos os valores ideais de PCQ, bem como os valores que indicam se o paciente está acima do peso.

TABELA 3.1 Valores normais de ICQ ou PCQ

$$PCQ = \frac{\text{Circunferência do abdome}}{\text{Circunferência do quadril}}$$

MULHERES

	Baixo	Moderado	Alto	Muito Alto
20 a 29 anos	<0,71	0,71 a 0,77	0,78 a 0,82	>0,82
30 a 39 anos	<0,71	0,72 a 0,78	0,79 a 0,84	>0,84
40 a 49 anos	<0,73	0,73 a 0,79	0,80 a 0,87	>0,87
50 a 59 anos	<0,74	0,74 a 0,81	0,82 a 0,88	>0,88
60 a 69 anos	<0,76	0,76 a 0,83	0,84 a 0,90	>0,90

HOMENS

	Baixo	Moderado	Alto	Muito Alto
20 a 29 anos	<0,83	0,83 a 0,88	0,89 a 0,94	>0,94
30 a 39 anos	<0,84	0,84 a 0,91	0,92 a 0,96	>0,96
40 a 49 anos	<0,88	0,88 a 0,95	0,96 a 1,00	>1,00
50 a 59 anos	<0,90	0,90 a 0,96	0,97 a 1,02	>1,02
60 a 69 anos	<0,91	0,91 a 0,98	0,99 a 1,03	>1,03

Pregas cutâneas

Este é um método simples, prático e portátil de mensuração da porcentagem de gordura corporal. Depende da compra de um pequeno aparelho (adipômetro), do treinamento do avaliador e da escolha de uma fórmula para estimar a porcentagem de gordura corporal conforme a espessura das principais pregas cutâneas do indivíduo (existem atualmente mais de 100 fórmulas disponíveis para se fazer esse cálculo). São nove pregas principais: subescapular, triciptal, biciptal, peitoral, axilar média, suprailíaca, abdominal, coxa anterior e panturrilha média.

FIGURA 3.4 Dobras cutâneas

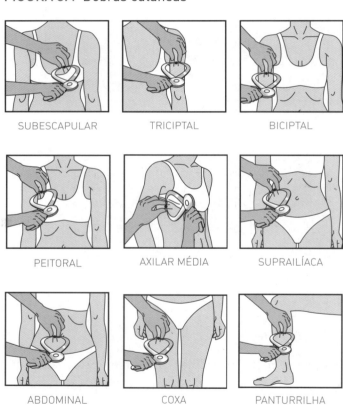

Exame de bioimpedância

A balança de bioimpedância é um aparelho de fácil utilização que, por meio de uma corrente elétrica, avalia com precisão a massa de gordura, de água e de músculo de uma pessoa. Além disso, mostra como está o funcionamento do seu metabolismo, ou seja, quantas calorias ela gasta em média por dia. O valor limite para que se tenha o diagnóstico de obesidade varia entre 25% e 33% de gordura corporal para mulheres e entre 20% e 25% para os homens, dependendo da idade. Este exame deve ser interpretado com a ajuda de um profissional, pois existem muitas variáveis.

Densitometria por emissão de pósitron para avaliação de composição corporal (Dexa)

Trata-se de uma avaliação radiológica da composição corporal, feita através de densitometria. É um método modelo e mais preciso para avaliar o percentual de gordura visceral, de massa muscular e de gordura corporal. Nos grupos de risco para osteoporose, como mulheres na menopausa, a dexa serve também para avaliar a massa mineral óssea. Só não é uma avaliação rotineira por causa da radiação e do alto custo do exame.

Tomografia ou ressonância

Ambas definem massa magra (muscular), gordura visceral e gordura corporal total. Não são exames de rotina devido à radiação acumulativa.

Exames laboratoriais

Todos os pacientes com obesidade devem fazer os exames laboratoriais das doenças associadas. É importante realizá-los após a primeira consulta e também depois de certo tempo, para avaliar possíveis alterações. São eles:

- Glicemia de jejum, hemoglobina glicada e insulina, para verificar a presença de diabetes e resistência à ação da insulina.

- Hemograma completo, vitamina D, ferro e ferritina, para verificar deficiências, além de a ferritina ser um marcador de gordura visceral abdominal.

- Colesterol total, frações e triglicérides, já que a síndrome metabólica frequentemente ocorre devido a alterações desses.

- Enzimas do fígado (TGO, TGP e gamaGT), pela possível concomitância de gordura no fígado (chamada de esteatose) e para afastar a possibilidade de depósito de ferro no fígado.

- Amilase e lipase, caso a ingestão alcoólica seja alta (ou seja, mais de 2 doses/dia no homem ou 1 dose/dia na mulher), principalmente se houver a ideia de tratamento farmacológico da obesidade com substâncias como incretinas (liraglutide, remédio que atua aumentando a saciedade e ajuda na secreção de insulina, mais indicado para quem tem diabetes tipo 2).

- Polissonografia, se o paciente tiver sintomas de apneia e cansaço, sonolência diurna, dor de cabeça matinal e perda de fôlego noturna.

- Endoscopia, se houver sintomas de refluxo gastroesofágico, pelo risco de mudanças nas células normais do esôfago por conta do refluxo.
- Sódio, potássio e ureia/creatinina, caso haja hipertensão arterial, para avaliar rins.
- LH, FSH e testosterona em homens e estradiol/progesterona em mulheres, porque frequentemente ocorre disfunção erétil nos homens, e a mulher na menopausa tem maior risco de se tornar obesa.
- Teste ergométrico e ecocardiograma, já que se deve indicar exercício pelo menos 3 vezes por semana, principalmente em homens acima de 40 anos e mulheres acima de 45 anos.
- Ácido úrico, quando existe concomitância de síndrome metabólica (ver mais detalhes no próximo capítulo) e alteração do metabolismo das purinas (um tipo de proteína produzida pela ingestão de carnes, leguminosas e álcool que se transforma em ácido úrico). O excesso de ácido úrico pode levar à gota, que é uma inflamação das articulações com inchaço.

4

COMPLICAÇÕES DA OBESIDADE

O aumento do sobrepeso e da obesidade no mundo traz uma série de consequências para a sociedade, inclusive econômicas. Segundo a Organização Mundial de Saúde, entre 7% e 10% dos gastos em saúde estão relacionados à obesidade (número superior aos custos com tratamentos para fumantes, por exemplo). Isso acontece porque, à medida que aumenta o peso corporal, aumenta também a frequência de várias doenças, as chamadas comorbidades (que ocorrem associadas à obesidade), como diabetes, hipertensão arterial, doenças cardiovasculares, entre outras – e, quanto maior o peso, maior a frequência e a gravidade das comorbidades.

Vale ressaltar, a propósito, que tanto o peso em excesso quanto o peso abaixo do ideal associam-se a vários problemas de saúde, constituindo a chamada curva em U do índice de massa corporal (conforme mostra a Figura 4.1).

FIGURA 4.1 Curva em U do índice de massa corporal ("curva de Waaler")

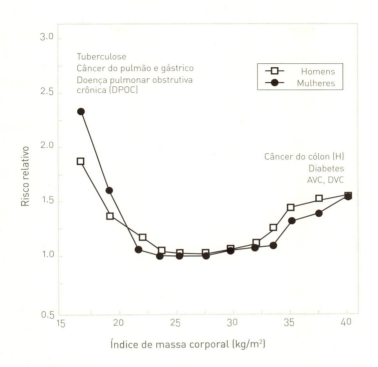

Como já dissemos no capítulo anterior, tanto o peso quanto o índice de massa corporal (IMC) podem não necessariamente refletir o risco de comorbidades. O fator determinante desse risco é a quantidade de tecido adiposo (gordura) que há em excesso, e não o peso em si. Um exemplo clássico dessa disparidade é a diferença entre o atleta e o idoso. Enquanto no atleta o excesso de peso pode ser decorrente de um aumento de massa muscular, resultando em um peso falsamente maior, no idoso existe mais tecido adiposo para o mesmo peso quando comparado a pessoas adultas, resultando em um peso falsamente menor.

Além do excesso de tecido adiposo em si, é preciso considerar também, no que se refere ao risco de saúde, o local em que esse tecido adiposo está depositado. Pessoas que têm acúmulo de gordura principalmente na região do abdome (obesidade androide) têm maior risco que pessoas que têm depósito em outras áreas do corpo e no quadril (obesidade ginoide).

As complicações associadas à obesidade são, em geral, reversíveis (parcial ou totalmente) com a redução de peso. Durante muitos anos não se entendia o porquê da relação entre a obesidade e suas complicações. Com exceção, é claro, de alguns casos muito fáceis de compreender, como a artrose de joelho, decorrente principalmente do excesso de carga sobre a articulação, e os problemas de coluna, mais frequentes em obesos também por conta da sobrecarga. Mas isso começou a mudar quando a medicina passou a entender o tecido adiposo não mais como um órgão inativo, um mero reservatório de gordura (e de energia) para ser mobilizado em situações de jejum prolongado. O tecido adiposo é, na realidade, um órgão metabolicamente ativo, capaz de fabricar substâncias que podem alterar a ação da insulina e promover inflamação, as chamadas citocinas.

Nas seções a seguir, vamos abordar com detalhes as principais consequências da obesidade.

FIGURA 4.2 Complicações médicas da obesidade

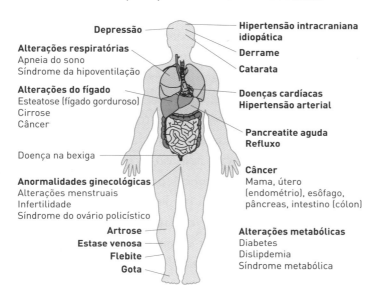

DIABETES MELLITUS

O diabetes é uma doença caracterizada pelo aumento de açúcar (glicose) no sangue. Existem mais de 50 tipos de diabetes, mas os mais frequentes, e que correspondem a mais de 90% dos casos, são o diabetes tipo 1 e o diabetes tipo 2.

O tipo 1 se caracteriza por uma alteração que acomete as células produtoras de insulina do pâncreas (as células beta). Ocorre um processo de rejeição dessas células pelo organismo, que passa a produzir anticorpos que as atacam e as destroem. Consequentemente, deixa de haver a produção de insulina (o hormônio que promove o ingresso da glicose nas células, fazendo baixar a glicemia), resultando em um aumento da glicose. É uma doença considerada autoimune (ou seja, resultante da rejeição de um órgão ou parte dele pelo organismo, que deixa de reconhecê-lo como seu) e não tem relação com a obesidade. Já o tipo 2 acomete principalmente obesos. A questão é que, na obesidade, ocorre uma alteração nas paredes das células que impede que o processo de controle de glicose ocorra normalmente. A produção de substâncias inflamatórias pelo tecido adiposo, as já citadas citocinas, também dificulta esse processo. Em decorrência desse cenário, as células beta produzem mais insulina que o normal, na tentativa de controlar a glicemia e vencer essa resistência da célula à entrada da glicose. Chega um momento, porém, em que as células beta não conseguem mais aumentar a produção de insulina, ocorrendo então um aumento da glicose no sangue, o diabetes.

O diabetes tipo 2 tem uma relação direta com o peso. Mulheres com IMC maior que 35 têm um risco 4 vezes maior de desenvolver diabetes que mulheres com um IMC menor que 22. Esse risco é ainda maior entre pessoas do sexo masculino (6 vezes).

Enquanto o tratamento do diabetes tipo 1 consiste necessariamente na aplicação de insulina, no diabetes tipo 2 existem várias opções de medicamentos a serem administrados, tanto via oral como por via subcutânea. Entretanto, a medida mais eficaz, principalmente nos estágios iniciais, consiste na redução de peso e na prática de atividade física. Uma redução de peso da ordem de 5% a 10% melhora consideravelmente o controle do diabetes, enquanto que a prática de atividade física facilita a entrada da glicose na célula, além de diminuir o risco de doenças cardiovasculares por outros mecanismos.

DISLIPIDEMIA

Existem dois tipos de gordura encontrados no sangue: os triglicérides e o colesterol, representado por suas frações LDL, VLDL e HDL – este último conhecido como colesterol bom, pois, quanto maior a sua concentração no sangue, menor o risco de doenças cardiovasculares. Já o LDL, chamado colesterol ruim, é o contrário: quanto maior a sua concentração no sangue, maior é o risco de doenças cardiovasculares. Dislipidemia é um termo empregado para indicar uma alteração na concentração das gorduras no sangue.

Alterações da fração LDL do colesterol no sangue dificilmente podem ser atribuídas à obesidade, pois o seu principal determinante é genético. Já alterações dos triglicérides, VLDL (aumento) e HDL (diminuição) são frequentes em obesos, mas, de maneira geral, são parcial ou totalmente reversíveis com a perda de peso, principalmente quando se trata das alterações dos triglicérides. Essas alterações aumentam o risco de doença cardiovascular associada à obesidade e possivelmente são consequência do estado de resistência à insulina característico do excesso de peso.

HIPERTENSÃO ARTERIAL

A prevalência de hipertensão arterial é muito maior em indivíduos com sobrepeso e com obesidade do que em pessoas com peso normal, acometendo aproximadamente 50% das pessoas com excesso de peso. Há uma relação linear entre índice de massa corporal e pressão arterial, observada tanto em indivíduos adultos como em crianças a partir de 8 anos. Mesmo em pessoas com o peso dentro da faixa normal, aquelas que apresentam hipertensão arterial têm, em geral, 2 a 3 quilos a mais que aquelas com pressão arterial normal.

A causa da hipertensão na obesidade não é completamente conhecida, mas já se sabe que está relacionada à resistência à insulina, à produção de citocinas pelo tecido adiposo e também a uma maior retenção de sal pelo rim.

Não somente a obesidade está ligada à hipertensão, como a perda de peso em pessoas obesas está associada a uma diminuição da pressão arterial. A obesidade afeta diretamente o tratamento da hipertensão arterial, uma vez que a obesidade crônica reduz a eficácia dos medicamentos anti-hipertensivos. Uma perda de peso da ordem de 5% a 10% já é suficiente para reduzir significativamente a pressão arterial (para cada quilo perdido, pode ocorrer a redução de 1 mmHg de pressão).

SÍNDROME METABÓLICA

A síndrome metabólica não é uma doença em si, mas um termo que designa a presença simultânea de vários fatores de risco cardiovascular em uma pessoa. Esses fatores de risco são representados por alteração da glicemia (dosagem de glicose no sangue), alteração de triglicérides (tipo de gordura), alteração de colesterol HDL, pressão alta e acúmulo de gordura na região da barriga (conforme a medida da circunferência da cintura vista no Capítulo 3).

A síndrome metabólica é um fator preditivo importante para o desenvolvimento de diabetes no futuro. A presença de 3 dos 5 itens acima já permite o diagnóstico.

DOENÇA CARDIOVASCULAR

A obesidade é um grande fator de risco para as doenças do coração. Para a insuficiência coronariana, caracterizada por um entupimento progressivo das artérias que nutrem o coração (artérias coronarianas ou coronárias) e cuja oclusão leva ao infarto, esse risco já se observa em indivíduos com sobrepeso, e estima-se que, para cada aumento de 1 ponto do IMC, ocorra um aumento de quase 10% no risco. Situação semelhante acontece com a insuficiência cardíaca (coração fraco), algumas arritmias e derrame cerebral, com um risco 5% maior para cada ponto a mais no IMC. Todos esses riscos aumentam ainda mais se a pessoa fuma, é sedentária, tem hipertensão arterial ou diabetes.

O risco aumentado de doença cardiovascular na obesidade é, em grande parte, decorrente da presença da resistência à insulina. Esta, quando presente em quantidade acima do normal, característica da resistência à insulina, participa do processo que leva ao entupimento progressivo de todos os vasos do nosso corpo, em especial do coração.

APNEIA DO SONO

A apneia do sono é um distúrbio caracterizado por episódios de pausa ou de interrupção da respiração durante o sono, com duração mínima de 10 segundos e que se repetem por inúmeras vezes durante o sono. Hoje se sabe que a presença de apneia do sono está associada à obesidade e tem relação direta com o aumento dos riscos de hipertensão, diabetes, ataque cardíaco e irregularidade nos batimentos do coração.

A apneia do sono é frequente na população, podendo ocorrer em qualquer idade, inclusive em crianças. O sexo masculino é o mais afetado – acomete até 10% dos homens entre 30 e 60 anos –, e é menos frequente em mulheres antes da menopausa. Essa frequência maior em homens decorre de diferenças hormonais e do tipo de distribuição de gordura, já que no sexo masculino é mais comum o acúmulo no pescoço e no tronco.

Existem dois tipos de apneia do sono: a obstrutiva e a central. Na central, o problema ocorre porque o cérebro não consegue transmitir sinais para os músculos envolvidos no processo da respiração. As causas mais frequentes desse tipo de apneia são problemas do coração (insuficiência cardíaca) ou do cérebro (pós-derrame cerebral ou presença de tumor cerebral).

Já na apneia obstrutiva, o problema está nas vias aéreas superiores, sendo muito mais frequente em indivíduos obesos devido ao depósito de gordura em torno dessas vias. Outros fatores que determinam risco para a apneia obstrutiva são o tipo de pescoço (quanto mais grosso, mais estreitas as vias aéreas superiores), histórico familiar, raça (afrodescendentes, principalmente acima dos 35 anos, são mais acometidos), uso de álcool ou substâncias que relaxam a musculatura da garganta (sedativos e tranquilizantes), fumo e condições que levam o indivíduo a respirar pela boca, como rinites.

QUADRO 4.1 Recomendações para pessoas portadoras de apneia do sono

Por no mínimo 4 horas antes de dormir:
– não fumar;
– não ingerir bebida alcoólica;
– não ingerir bebidas cafeinadas (café, chá-preto ou mate, bebida tipo cola);
– não ingerir grande volume de água;
– evitar refeições pesadas.

Durante a noite:
– evitar dormir de barriga para cima;
– evitar fumar;
– evitar comer.

Outras medidas:
– dormir de 7 a 8 horas por noite;
– manter um padrão regular de horário para dormir e acordar;
– eventualmente dormir em uma posição mais reclinada;
– controlar inflamações e infecções das vias aéreas;
– dentro do possível, evitar medicamentos indutores de sono e antialérgicos.

FÍGADO GORDUROSO (ESTEATOSE)

Esteatose hepática, ou fígado gorduroso, é um distúrbio caracterizado por acúmulo de gordura no interior das células do fígado, um órgão importante que participa intensamente do metabolismo. A presença de gordura em quantidade excessiva dentro das células e por tempo prolongado pode levar a um quadro de inflamação do fígado, que em alguns casos pode evoluir para cirrose e câncer de fígado.

Estima-se que até 30% das pessoas tenham algum grau de esteatose, sendo que essa incidência aumenta mais na presença de obesidade (até 75%) e de alcoolismo (até 90%). Outras situações que aumentam o risco de esteatose são o excesso de gorduras no sangue (triglicérides e colesterol), diabetes, má nutrição, gravidez (terceiro trimestre), uso de cortisona por tempo prolongado e grande perda de peso brusca (como acontece com certas dietas muito restritivas ou após cirurgia para perda de peso).

Não se sabe ao certo o porquê da maior ocorrência de esteatose em pacientes obesos. Os estudiosos acreditam que esteja relacionada à presença de resistência à insulina, situação que ocorre também no diabetes. Corrobora essa possibilidade uma maior incidência de esteatose nos casos de obesidade abdominal, situação caracterizada justamente por resistência mais intensa à insulina.

Nos estágios iniciais, a esteatose não causa sintomas. Somente quando ocorre a inflamação é que começam a aparecer queixas vagas, como cansaço inexplicável e perda de apetite. Em geral, nessa fase o fígado está aumentado (e, portanto, palpável quando se faz o exame do abdome), e já existem alterações leves em alguns exames de sangue. Só em casos mais avançados, quando começa a ocorrer a cirrose, é que aparecem alterações mais notáveis, como acúmulo de água na barriga, pele amarelada (icterícia), fraqueza e perda considerável de apetite. Não existe um tratamento específico para a esteatose – perder peso ajuda a diminuir o problema, mas não o reverte. E tudo vai depender do grau da esteatose. O uso de medicamentos que diminuem a resistência à insulina pode eventualmente ajudar, mas, sem dúvida, a perda de peso é fundamental.

REFLUXO

Quando o alimento é ingerido, o processo de digestão começa já na boca, onde é triturado pela mastigação e misturado a algumas enzimas. Em seguida é transportado da boca para o estômago através do esôfago, um órgão tubular constituído principalmente por músculos. No estômago, o processo de digestão continua devido à presença de ácido clorídrico secretado por esse órgão. Para impedir que esse conteúdo ácido volte para o esôfago, há um anel muscular chamado esfíncter gastroesofágico, que separa o esôfago do estômago. Esse anel se mantém fechado após a passagem do alimento para o estômago.

A doença do refluxo gastroesofágico ocorre quando esse anel não se fecha adequadamente, permitindo a volta do alimento ou de ácido clorídrico para o esôfago, cuja parede não está preparada para receber substâncias ácidas. Ocorre, então, uma sensação de queimação no peito e na garganta (denominada azia) ou tosse, pela irritação da garganta.

QUADRO 4.2 Medidas preventivas de refluxo gastroesofágico

– Reduzir o peso.
– Parar de fumar.
– Evitar alimentos e bebidas que favoreçam o retorno do conteúdo do estômago para o esôfago: bebidas alcoólicas e gasosas, café, chá-preto ou mate, chocolate, frituras, comidas ácidas como molho de tomate.
– Diminuir o volume de alimentos ingeridos em cada refeição, distribuindo-os em pequenas porções durante o dia.
– Comer sem pressa, mastigando bem os alimentos.
– Não usar cintos ou roupas apertadas na barriga.
– Não se deitar após as refeições.

O refluxo é um problema comum, e aproximadamente 50% das pessoas relatam ao menos um episódio por mês. As principais complicações estão relacionadas ao refluxo da substância ácida para os pulmões, causando pneumonias de repetição, ou à inflamação causada na parede do esôfago (esofagite), que muitas vezes é uma lesão precursora do câncer de esôfago. E onde a obesidade entra nisso? Ela aumenta a pressão intra-abdominal, favorecendo o refluxo, mesmo na presença de um esfíncter íntegro.

CÂNCER

A obesidade também está associada a um aumento de risco para alguns tipos de câncer, em especial de esôfago, pâncreas, intestino grosso (cólon), mama (com um risco 50% maior na pós-menopausa), útero (especificamente do endométrio), rim, tireoide e vesícula biliar. No caso do câncer de próstata, o sobrepeso pouco interfere no aumento do risco, mas homens obesos acometidos por esse câncer, em geral, têm tumores mais agressivos. No caso do câncer de colón, o risco é maior no sexo masculino. Estima-se que aproximadamente 4% de todos os tumores malignos em homens e 7% nas mulheres estejam diretamente relacionados à obesidade. Essa taxa varia de acordo com o tipo de câncer, mas pode chegar a 40% nos casos de câncer de endométrio e de esôfago. Alguns fatores parecem explicar esse aumento dos casos de câncer em pessoas obesas:

- O tecido adiposo produz um hormônio feminino (estrona) que está associado principalmente com o câncer de endométrio e mama.

- O aumento de insulina e de outras substâncias semelhantes à insulina tem o potencial de promover o crescimento de algumas células cancerosas.

- Presença de cálculos na vesícula e de refluxo gástrico para o esôfago também pode levar ao aparecimento de tumores.

Ainda não está claro se uma pequena redução de peso leva a uma redução significativa do risco de desenvolvimento de câncer em pessoas obesas. Mas sabe-se, no entanto, que uma perda de peso, entre mulheres, de mais de 10 quilos na pós-menopausa proporciona uma redução de risco de câncer de mama em aproximadamente 50%. E uma redução de peso ainda maior, como a observada após cirurgia bariátrica, significa uma redução de 60% de risco para todos os tipos de câncer.

DEPRESSÃO

Sabe-se que existe uma relação direta entre obesidade e distúrbios psicológicos, como ansiedade e depressão, mas o que ainda não está claro é qual deles é a causa e qual é a consequência. Estudos mostram que pessoas obesas têm um risco 25% maior de desenvolver depressão que pessoas não obesas. Isso pode estar relacionado à baixa autoestima e ao isolamento social. É preciso considerar também que a obesidade propicia uma maior frequência de doenças crônicas, como diabetes, hipertensão arterial e artrose, que também são fatores de risco para depressão.

Por outro lado, a depressão pode ser a causa da obesidade, e não sua consequência. Pessoas não obesas que desenvolvem depressão têm maior risco de ganhar peso depois do surgimento do distúrbio psicológico. Possíveis fatores envolvidos são representados pela adoção de hábitos alimentares não saudáveis, pelo isolamento social e pela redução do grau de atividade física. Outro fator determinante é a utilização de alguns medicamentos para depressão que estimulam a fome e, por vezes, desencadeiam episódios de compulsão alimentar.

ALTERAÇÕES REPRODUTIVAS E SEXUAIS

Tanto no homem quanto na mulher, o excesso de peso pode levar à alteração dos hormônios sexuais, sendo esse fato muito mais frequente em pacientes do sexo masculino. No homem, essas alterações ocorrem quando o excesso de peso é grande, como em casos de obesidade grau 3, e se caracterizam por uma diminuição do principal hormônio masculino, a testosterona. Nesse quadro, pode ocorrer diminuição do desejo sexual (libido), dificuldade de ereção e infertilidade, por conta da diminuição do número de espermatozoides. Essa situação, no entanto, é reversível com a perda de peso.

Já no caso da mulher pode haver uma alteração menstrual, seja uma menstruação excessiva, irregular ou até mesmo a ausência de sangramento. Isso pode ocorrer com um grau de obesidade menor, mas também é reversível com a perda de peso. Eventualmente, essa alteração menstrual pode vir acompanhada de excesso de pelos, acne, oleosidade da pele e queda de cabelo, constituindo a chamada síndrome dos ovários policísticos – também reversível com perda de peso. Todas essas alterações ocorrem porque, para que a menstruação ocorra de maneira regular, os hormônios que controlam o funcionamento dos ovários (as chamadas gonadotrofinas) necessitam ser fabricados ciclicamente. Com o excesso de peso, essa produção passa a ser contínua, impedindo a regularidade da menstruação. Em mulheres predispostas geneticamente, pode acontecer que os ovários, frente a um estímulo contínuo e não cíclico das gonadotrofinas, passem a fabricar também hormônio masculino, o que explica o excesso de pelos e acne, a pele oleosa e a queda de cabelo, em alguns casos.

Porém, e ao contrário do que ocorre com os homens, o excesso de peso nas mulheres não vem acompanhado de uma diminuição do hormônio feminino (estradiol). Isso acontece porque, apesar de o ovário diminuir a produção de hormônios, o tecido gorduroso em excesso passa a converter substâncias inertes (pré-hormônios) em hormônio feminino. Se por um lado isso faz com que a libido da mulher obesa se mantenha, por outro aumenta o risco de câncer de mama e de útero. Muitas mulheres acima do peso têm dificuldade em engravidar por ovularem menos.

ARTROSE

A artrose é o envelhecimento natural das articulações, que são conexões existentes entre dois ou mais ossos e funcionam como alavancas que permitem a realização de movimentos. A estrutura de uma articulação é constituída por ossos, por ligamentos que mantêm os ossos conectados entre si e pela cartilagem, um material elástico e esbranquiçado situado entre os ossos e que amortece o choque entre eles.

Na artrose, ocorre uma destruição progressiva da cartilagem, causando atrito entre os ossos, o que torna os movimentos mais difíceis e dolorosos. Essa doença atinge mais de 20% das pessoas após os 40 anos e quase todas com mais de 80 anos, com quadros mais graves em obesos e em pessoas com deformidades nas pernas ou na coluna. No caso dos obesos, a artrose tende a se desenvolver mais precocemente e atinge principalmente a coluna lombar, os joelhos e os tornozelos. A perda de peso, mesmo que mínima, não só diminui o risco de artrose como também reduz as suas manifestações, principalmente a dor.

***

Resumindo, a obesidade gera várias complicações na saúde, mas é importante salientar que o risco dessas doenças, assim como sua intensidade, pode sofrer influência de outros fatores, como o tipo e o tempo de obesidade, a raça e o hábito de fumar, por exemplo. Por outro lado, a presença de algumas das complicações da obesidade pode aumentar o risco de doença cardiovascular, constituindo assim um círculo vicioso difícil de romper. Daí a importância da redução de peso, que diminui não só o risco das complicações, mas pode reverter, total ou parcialmente, algumas delas.

O CASO DOS ÍNDIOS DO XINGU

Quando pesquisadores da Escola Paulista de Medicina começaram a fazer estudos sobre a saúde dos índios no Parque Nacional do Xingu, nos anos 1960, as principais causas de morte da população eram malária, diarreia e doenças respiratórias. A base da alimentação era a mais saudável possível: peixe, mandioca e frutas. Eles ainda não conheciam açúcar, sal e muito menos fritura. Cinco décadas depois, os pesquisadores da escola, hoje Universidade Federal de São Paulo (Unifesp), encontraram um quadro bem diferente: boa parte dos índios Khisêdjê, da área central do Xingu, entrevistados entre 2010 e 2011, estavam acima do peso (36% das mulheres e 56,8% dos homens).

Do total, 10,3% apresentavam uma prevalência de hipertensão arterial. Também foi detectado um aumento da intolerância à glicose (7% das mulheres estavam com diabetes) e da dislipidemia – esta apareceu em 84,4% dos índios analisados. As taxas ainda são mais baixas que a da média brasileira, mas preocupam porque eram inexistentes até pouco tempo atrás. Uma das razões para a mudança é a proximidade cada vez maior dos centros urbanos e da sociedade não indígena.

Fonte: Agência Fapesp

PREVENÇÃO E TRATAMENTO: ABORDAGEM PSICOLÓGICA*

---

*   Capítulo redigido pela psicóloga Luciana Theodoro.

Intervenções psicoterapêuticas são indicadas para todas as doenças médicas, já que existe uma clara relação entre a perturbação psicológica e a doença física. A obesidade não é uma exceção, e os impactos do emagrecimento sobre a saúde psíquica do indivíduo são inegáveis.

No caso de pacientes cirúrgicos, ou seja, aqueles que se submeteram a cirurgias de redução de peso, o tratamento psicológico é bastante indicado. O emagrecimento abrupto traz uma desestabilização psicológica, tirando o indivíduo do acomodamento psíquico que ele desfrutava antes de emagrecer. A questão é que, embora o convívio com a obesidade fosse ruim, ele era conhecido no mundo como obeso e estava acostumado com essa posição. Nos casos clínicos (sem cirurgia), o acompanhamento de um psicólogo também pode ser fundamental.

A primeira atitude do psicólogo no atendimento ao obeso, clínico ou cirúrgico, é explicar qual é o seu papel nesse cenário. O profissional o ajudará a entender como é sua relação com a comida e quais os prejuízos (físicos e emocionais) que estar obeso causa. A avaliação começa com uma investigação dos processos intrapsíquicos do paciente, principalmente de sua estrutura e sua dinâmica de personalidade. É preciso conhecer sua história de vida e entender como se deu o ganho de peso. Qual é o seu padrão alimentar? Qual o significado da alimentação e da obesidade na vida dele e da família? Também é preciso investigar se há doenças preexistentes e os tratamentos utilizados anteriormente para a perda de peso, com dietas ou com medicamentos.

O profissional vai buscar entender a maneira como o paciente se relaciona com a comida e qual o lugar que a ingestão de alimentos ocupa na vida dele. E, indo mais além, como suas relações sociais e familiares influenciam na obesidade. Esse panorama ajuda a compreender as expectativas que o paciente tem em relação ao emagrecimento.

A frustração costuma ser grande entre os pacientes que lutam contra o excesso de peso, porque, sendo a obesidade uma doença crônica, são muitas idas e vindas: é comum acontecer de a pessoa conseguir emagrecer, ficar feliz por um tempo e logo voltar a recuperar o peso. Nesse cenário, a questão emocional é muito forte e vai se tornando cada vez mais complexa. Depois de muitas tentativas, o paciente passa a não acreditar mais que é possível se manter magro. Essa descrença é um dos maiores desafios do tratamento psicológico.

COMPULSÃO × DEPENDÊNCIA

Do ponto de vista psicológico, existem duas formas erradas de lidar com a comida: a compulsão alimentar e a dependência alimentar. E ambas podem acabar levando ao sobrepeso ou à obesidade.

A compulsão é quando o paciente consegue manter um padrão saudável de alimentação no geral, mas tem episódios compulsivos de comilança desenfreada que estragam todo o trabalho construído anteriormente. É o caso de uma pessoa que toma um café da manhã supereconômico, come um bife de frango grelhado e uma saladinha na hora do almoço e, quando chega umas 15h ou 16h, fica com vontade de comer tudo o que vê pela frente.

A compulsão alimentar tem uma característica química de rebaixamento de consciência, ou seja, quando a pessoa está tomada por uma certa letargia ou torpor, ela come sem pensar – pega tudo o que está à sua frente, engole rápido, quase não mastiga. E ingere muito mais do que precisa. Depois da comilança, ela sente culpa. A estratégia para tratar a compulsão na terapia consiste em identificar o horário em que o episódio acontece com maior frequência e buscar, junto com o paciente, estratégias comportamentais para desviá-lo da compulsão nesses horários. Um episódio compulsivo dura entre 30 e 40 minutos. O desafio é afastar o paciente da comida por esse período específico para que, quando ele se sente para comer, tenha controle sobre a situação.

Já a dependência alimentar acontece quando o paciente coloca a comida no lugar de um afeto. Pode ocorrer, por exemplo, quando um alimento específico marcou uma fase boa da vida e a pessoa não quer desapegar da sensação boa que aquilo traz. Ou quando uma comida se torna a compensação de algum sentimento não suprido nas relações que a pessoa tem.

No caso da dependência, a comida tem uma função. Cabe ao psicólogo entender qual é a função que o paciente está dando para a alimentação. Quando a pessoa entende o que está buscando, passa a ter condições de pensar melhor sobre o que quer comer – se é que quer comer – ou até de buscar essa sensação de outra forma. No caso de um motorista estressado que come biscoitos no carro para aliviar o estresse do trânsito, por exemplo, as guloseimas podem ser substituídas por uma música agradável.

Como a dependência é gostosa e traz consigo uma sensação boa, esse paciente tende a comer mais devagar, saboreando e escolhendo melhor os alimentos – ao contrário do compulsivo, que come rápido e mal sente o gosto do que ingeriu. O dependente concorda que se excedeu e que não devia ter comido aquilo, mas, ao contrário do compulsivo, não se arrepende – costuma justificar dizendo que mereceu aquela recompensa.

São dois mecanismos bem diferentes, e por isso tratados de formas distintas. A compulsão está ligada ao alívio de angústia: alívio imediato, seguido de culpa, já que o paciente jura que aquilo não vai se repetir. Já na dependência não há culpa porque envolveu prazer – foi um excesso, mas foi gostoso.

FOME, DESEJO OU VONTADE DE COMER?

Outro ponto importante que o psicólogo avalia é o que motiva seu paciente a comer: fome, desejo ou vontade de comer. Fome não se tem toda hora, é mais rara, principalmente em pacientes obesos. Desejo é pontual, não se sente todos os dias, e, quando a pessoa come o que tanto quer, o desejo logo passa. Por exemplo: uma pessoa quer comer um bolo de chocolate mesmo estando de dieta. Tão logo ela come um pedaço pequeno, o desejo já passa. O maior vilão dos três é a vontade de comer.

A vontade de comer, no geral, está ligada ao alívio de angústia (compulsão alimentar) ou ao prazer, à vontade de comer algo em busca de uma sensação específica (dependência alimentar). Por isso é preciso identificar adequadamente qual é o caso específico de cada paciente para que ele possa ser tratado da forma certa.

Além disso, é preciso considerar junto com o paciente o que emagrecer significa para ele e como ele lida com a obesidade e sua imagem corporal. Se ele entender a razão de estar comendo da forma como come e o que pretende mudar em sua vida ao perder peso, fica muito mais fácil administrar a ingestão alimentar depois.

TERAPIA PÓS-CIRURGIA

Quem já se dedicou à tarefa de tornar-se magro sabe que esse é um processo extremamente complexo: desejado por muitos e conseguido por poucos. Aqueles que conseguem o fazem com muita dedicação, disciplina e desprazer e têm grande dificuldade em manter o corpo magro ao longo do tempo. O fato é que a tentativa de emagrecimento trava uma batalha com um organismo já acostumado a um metabolismo que incita à fome e resiste à perda de peso.

Diariamente, os obesos vivenciam o prejuízo que o excesso de peso lhes acarreta. Quando procuram tratamento médico, relatam desânimo em relação às tentativas de perda de peso porque, já tendo passado por inúmeras experiências e dietas, conhecem a sensação do fracasso. Alguns, vencidos pelo cansaço, entregam-se ao corpo que o destino lhes reservou e já não se dedicam a reverter o quadro. Outros continuam tentando e, infelizmente, na sua vasta maioria, fracassando, porque a obesidade de grandes dimensões não cede com facilidade. Daí entra em cena a possibilidade dos procedimentos cirúrgicos, que costumam resultar em algum sucesso quando a doença atinge proporções maiores. As pessoas costumam ter grande expectativa em relação a essas intervenções cirúrgicas, que, para elas, têm o poder de transformar uma vida.

O bom resultado da cirurgia, entretanto, não garante por si só o emagrecimento, porque este exige do operado o compromisso de assumir um comportamento alimentar vigilante pelo resto da vida, tanto no que se refere à quantidade e à qualidade dos alimentos quanto à sua distribuição pelas refeições. Sem uma mudança radical no comportamento alimentar, a cirurgia perde o poder e frustra certo número de pacientes que não conseguem perder o peso necessário ou o fazem com muito sofrimento. Alguns pacientes conseguem mudar o estilo de vida, com um controle dietético rigoroso e ajustado à nova situação. Outros não têm a mesma facilidade: ou não alcançam a perda de peso necessária ou almejada, ou voltam a ganhar peso. Em outros casos, apesar do emagrecimento, a qualidade de vida não é boa por conta da desadaptação à nova condição. E essas situações precisam ser tratadas com a psicoterapia.

Mesmo quando esses novos padrões alimentares são respeitados, a perda de peso rápida e acentuada promove outra mudança radical: a da estrutura do corpo, que não é acompanhada imediatamente por uma modificação da imagem corporal. Obesos emagrecidos frequentemente chegam a achar que o corpo está maior do que realmente está, processo definido como "gordura fantasma".

A psicoterapia ajuda o paciente a enxergar essa transformação que muitas vezes não é tão óbvia para ele. O primeiro passo é a percepção da mudança na aparência e nas sensações, ou seja, a percepção visual e sensorial – o corpo no espelho, as roupas que voltam a servir etc. A segunda etapa, decorrente da primeira, implica mudanças cognitivas, ou seja, alterações no modo como a pessoa pensa a própria aparência. Por fim, as mudanças emocionais ocorrem apenas numa terceira etapa e dizem respeito aos sentimentos vinculados à mudança, ao grau de satisfação com o resultado e ao efeito que essa mudança exerce sobre a autoestima.

O processo não é mágico. Não ocorre uma imagem corporal positiva de forma natural após a cirurgia. Isso depende da capacidade de mudança e adaptação à nova situação, sem as quais o emagrecimento não significa muito mais do que um corpo que diminuiu de tamanho. Mudando o tamanho do corpo, mudam também as aptidões do indivíduo para se relacionar com o mundo e consigo próprio, mas o simples fato de ter um corpo mais magro não garante que essa relação seja melhor. O emagrecimento é digerido pela mente paulatinamente, e, tal qual o membro fantasma dos amputados, sempre restará uma memória do corpo antigo.

Ainda que possa conduzir a uma vida de melhor qualidade (e, de fato, pouquíssimas pessoas se arrependem de terem passado pela cirurgia), o emagrecimento é um processo difícil, que esbarra em questões que em última instância dizem respeito à identidade, ao "quem sou eu dentro do grupo social ao qual pertenço?".

CASO DE CONSULTÓRIO

"É quase mais que um milagre", disse uma pessoa que experimentava a magreza pela primeira vez, depois de trinta e poucos anos aprisionada a um corpo de tamanhas proporções que mal permitia que ela andasse. No entanto, embora sua saúde estivesse ótima (e os exames confirmavam isso), e ela fosse capaz de usufruir de um corpo diminuído em mais da metade do seu tamanho, conseguisse calçar os próprios sapatos, usar o vestido que sempre sonhara, transar com a luz acesa, pedalar sua nova bicicleta, cruzar as pernas, sentar na areia para brincar com os filhos, ela sofria, tal qual a madrasta da Branca de Neve, por precisar da confirmação do outro para se sentir segura. O espelho mágico, no caso dela, eram todos os outros: o marido os filhos, a sogra, a vizinha, o padeiro, a manicure, as pessoas com quem cruzava nas ruas. Relatava que, ao chegar a um local que não lhe era familiar, ainda que fosse magra, achava que seria vista e tratada como obesa. Era como se tudo aquilo que ela tivesse sido durante anos não existisse mais, mas nada de muito consistente tivesse entrado em seu lugar.

Do ponto de vista genético e metabólico, o obeso emagrecido será sempre um candidato à obesidade, mas a prática clínica mostra que o temor do reganho de peso está alicerçado muito mais em um autoconceito construído a partir do que o obeso ouviu sobre si mesmo do que em sua propensão genética. Cada pessoa constrói sua identidade a partir do que ouve sobre si, da internalização do discurso externo. Por terem ouvido durante anos um discurso de que os obesos têm incapacidade de se controlar (como se as perdas de controle fossem características apenas desse grupo), essas pessoas não conseguem acreditar que poderão se manter magras. Se a possibilidade de voltar a engordar existe, então que ela seja vista como motivo de cautela, e não como uma sina.

FORMAS DE INTERVENÇÃO

Para que a psicoterapia seja bem-sucedida, ela deve ser feita com a autorização e o conhecimento do paciente. Parece óbvio, mas não é incomum que, nos casos de pacientes operados, ela se inicie como parte da rotina ambulatorial de um hospital e sem a ciência ou o consentimento direto do paciente. A consciência e a aceitação de que se tem um problema e não é possível resolvê-lo sozinho é um bom motivo para que a psicoterapia seja iniciada. E, se o paciente já tiver sido compreendido por um psicólogo na avaliação pré-operatória, ele terá mais chances de procurar ajuda profissional posteriormente. Um clima de confiança, destituído de julgamento, e uma devolutiva que faça sentido para aquele que vai ser operado podem favorecer o retorno do paciente à psicoterapia e o sucesso do tratamento.

Quando o paciente busca a psicoterapia, o terapeuta fica implicitamente autorizado a penetrar na intimidade dele, e, a partir de uma avaliação sistemática, o profissional poderá escolher a melhor forma de intervenção. A psicoterapia bipessoal, feita só com o paciente e o psicólogo, tem sido o modelo mais escolhido nas clínicas privadas. E a psicoterapia grupal, por sua vez, é mais comum em hospitais que realizam os procedimentos cirúrgicos para o tratamento da obesidade. Os temas abordados são os mesmos, a única diferença é que na modalidade de grupo existe uma troca de experiências, o que estimula a esperança na mudança e ajuda a desenvolver técnicas de socialização e aprendizagem interpessoal.

A análise do funcionamento familiar e o diagnóstico de sua disfunção contribuem para a compreensão dos sintomas manifestos durante o emagrecimento (a incapacidade de se ver como magro, mesmo já estando magro, por exemplo). Mesmo em famílias que apoiam o processo, há modificações no funcionamento familiar nem sempre fáceis de ser conseguidas. Podemos tomar como exemplo uma família na qual todos os irmãos se casaram e foram cuidar de suas vidas e apenas o irmão obeso, que não se casou, ficou com a responsabilidade de cuidar dos pais idosos. O obeso emagrece e passa a querer fazer mudanças em sua vida: sair mais para passear, fazer um curso etc., e os demais, que antes nem se preocupavam, precisam agora dividir com ele a responsabilidade de cuidar dos pais. Ou seja, há uma necessidade de reorganização familiar que nem sempre é fácil de ser realizada. A resistência a essas mudanças deve ser, então, apreciada, para evitar que se torne um problema mais tarde.

PREVENÇÃO E TRATAMENTO: ABORDAGEM NUTRICIONAL[*]

[*] Capítulo redigido pelos nutricionistas Carlos R. Canavez Basualdo e Fernanda Pisciolaro.

Não há dúvida de que pessoas obesas consomem uma maior quantidade de calorias em sua alimentação diária. Entretanto, a relação do homem com o alimento vai muito além dos aspectos biológicos e da regulação dos mecanismos fisiológicos de fome e saciedade. A escolha alimentar está diretamente ligada às emoções e à vida social. Escolhemos o que vamos comer em função do sabor, do custo, da conveniência e só depois pensamos no valor nutricional dos alimentos. Além disso, a família, a comunidade, as sociedades e organizações, como o local de trabalho e a escola, influenciam na dinâmica alimentar, na adaptação aos alimentos, nas cobranças relativas à forma física e em diversos outros fatores decisivos na formação do hábito alimentar. Apesar disso tudo, a obesidade foi (e ainda é) erroneamente avaliada como decorrência de uma falha na motivação em perder peso por parte do indivíduo.

A verdade é que, além de fazer terapia, o obeso precisa essencialmente de uma dieta alimentar adequada, que o leve a perder peso e, ao mesmo tempo, o mantenha saudável, com novos (e corretos) hábitos alimentares. Neste capítulo, vamos abordar o tratamento do obeso do ponto de vista nutricional.

DIETAS RESTRITIVAS × MUDANÇA DE HÁBITOS ALIMENTARES

Embora inúmeros estudos comprovem os malefícios e os riscos das dietas restritivas, esse ainda é o tratamento da obesidade mais utilizado pelas pessoas – inclusive pelos profissionais de saúde. No entanto, as dietas restritivas (ou seja, aquelas que se restringem a um só tipo ou grupo de alimentos) aumentam a preocupação com comida, prejudicam o metabolismo, alteram a liberação de hormônios, favorecem exageros e compulsões alimentares, promovem insatisfação corporal e aumentam o risco de desenvolvimento de transtornos alimentares, além de gerarem culpa e uma sensação de fracasso quando não funcionam. E, para piorar, muitas vezes promovem o aumento da gordura corporal (mais adiante, ainda neste capítulo, discutiremos os efeitos de algumas "dietas da moda").

O padrão de perda e reganho de peso, conhecido como "efeito sanfona", é mais nocivo ao corpo do que se manter obeso, por incrível que pareça. Tal fenômeno aumenta os riscos de doenças e mortalidade por causar redução da taxa metabólica no repouso e durante o exercício (ou seja, o metabolismo fica mais preguiçoso em todas as situações); aumento dos níveis do hormônio cortisol e da atividade da lipase lipoproteica (a enzima que favorece o armazenamento de gordura); promoção da redistribuição da gordura corporal (que vai do tecido subcutâneo para a região abdominal); aumento do risco de hipertensão, diabetes e osteoporose.

O estigma e o preconceito em relação à obesidade existem até mesmo entre profissionais de saúde, o que pode resultar em um tratamento inadequado e sem o impacto ideal na qualidade de vida dos indivíduos que sofrem com a doença. É necessário, portanto, buscar um nutricionista cuidadoso e ético, que recomende a dieta mais adequada para cada caso específico.

Os profissionais de saúde devem ajudar os obesos a aceitarem uma perda de peso modesta, factível, que promova benefícios à saúde e seja capaz de ser mantida no longo prazo, como a já citada perda de 5% a 10% do peso. E devem se esforçar para desconstruir o mito de que através do emagrecimento o indivíduo será capaz de receber valiosas recompensas físicas, sociais e emocionais.

No caso da abordagem nutricional, o foco principal deve ser a mudança de atitudes alimentares e a promoção da saúde (como veremos a seguir), e não apenas a perda de peso. Abordagens com esse foco estão associadas a melhoras estatisticamente mais significativas em termos fisiológicos (como pressão sanguínea) e psicológicos (humor, autoestima, imagem corporal), além de promover comportamentos mais saudáveis (prática de atividade física, melhor relação com a comida etc). Essas melhorias, no geral, são mais duradouras.

O nutricionista deve incentivar pequenas e graduais mudanças de comportamento, com a participação ativa do indivíduo, propondo metas objetivas e passíveis de ser alcançadas. Assim como fazem o endocrinologista e o psicólogo, esse profissional precisa conhecer as experiências anteriores de perda de peso do paciente, as expectativas em relação ao emagrecimento e a eventual presença de transtornos alimentares. O profissional da nutrição também vai avaliar o hábito intestinal, a velocidade e a capacidade mastigatória, o nível de hidratação (em um corpo hidratado, o metabolismo funciona melhor; além disso, beber água ajuda a saciar a fome), o hábito de fumar e de consumir bebidas alcoólicas, o nível de atividade física diária, o local onde realiza as refeições, os fatores sociais e emocionais relacionados à comida e a motivação do indivíduo para emagrecer.

AS DIETAS DA MODA

Existem diversos tipos de dietas para emagrecimento, e, frente a tantas opções, é cada vez mais comum nos depararmos com métodos e teorias famosas em livros, revistas e redes sociais. Para quem está em busca de uma dieta, no entanto, é importante ficar atento ao tipo mais adequado para se conquistar o objetivo particular, pois, dependendo da escolha, pode-se até reduzir os quilinhos a mais, mas também causar prejuízos à saúde.

Um estudo recente do *New England Journal of Medicine* acompanhou 811 indivíduos com dietas de diferentes composições de macronutrientes (carboidratos, gorduras e proteínas) e constatou, em um acompanhamento por um período de dois anos, que, independentemente do teor dessas substâncias, o que mantinha a perda de peso era o total calórico da dieta. Isso indica que o principal ponto para um emagrecimento efetivo, em longo prazo, é o controle de calorias, e não necessariamente a exclusão ou a modulação de nutrientes.

A seguir, fazemos uma breve análise das dietas mais conhecidas nos últimos anos.

Dieta do tipo sanguíneo

Criada pelo naturopata americano Peter D'Adamo, essa dieta é baseada no tipo sanguíneo ABO. Sua teoria se baseia no fato de as populações humanas possuírem assimilações de nutrientes diferenciadas de acordo com o lugar onde vivem, já que as diferentes regiões do mundo têm predominância de determinados tipos sanguíneos e tipos de alimentos. Por exemplo: quem tem sangue tipo O produz mais suco gástrico e, por isso, precisa de mais proteína animal. Por outro lado, tem maior dificuldade de digerir a lactose.

- **Vantagem:** Devido à exclusão de alguns grupos de alimento, o indivíduo acaba comendo menos e, portanto, perdendo peso.
- **Desvantagem:** O programa alimentar baseado no tipo sanguíneo ainda não tem comprovação científica. A dieta impõe uma rígida exclusão de alguns grupos de alimentos, o que pode provocar carências nutricionais a longo prazo. Cuidado!

Dieta do dr. Atkins

Conhecida mundialmente como a "dieta da proteína" foi criada na década de 1980 pelo médico americano Robert Atkins. Esse regime restringe severamente a ingestão de carboidratos em todas as refeições. A grande perda de peso em curto espaço de tempo é o principal motivo de tanta adesão ao regime.

- Vantagem: A perda de peso é rápida.
- Desvantagem: Por conta do corte radical de carboidrato da dieta, o indivíduo fica mais irritadiço e com fraqueza muscular. Além disso, quando realizada por muito tempo, pode ser prejudicial ao funcionamento dos rins e do fígado, por causa da alta ingestão de proteína. Fora que, ao gerar perda de gordura, acaba provocando também perda de massa muscular.

Dieta do Mediterrâneo

Baseada no consumo de azeite de oliva, cereais integrais, peixes, legumes e verduras, essa dieta – criada pelo médico Ancel Keys, em 1945 – tem na culinária da região mediterrânea sua grande fonte de inspiração. A alimentação proposta oferece pequena quantidade de gordura saturada e alto teor de fibras e antioxidantes.

- Vantagem: Fornece, em grande quantidade, antioxidantes e nutrientes protetores do sistema cardiovascular.

- **Desvantagem:** Apesar de ser qualitativamente uma das melhores dietas, é importante entender que deve ser realizada uma avaliação quantitativa das porções para que proporcione uma perda de peso real.

Dieta de South Beach

Desenvolvida pelo cardiologista americano Arthur Agatston, sua base é parecida com a dieta do dr. Atkins. A diferença é que a South Beach libera alguns tipos de "carboidratos bons" e se preocupa com a qualidade das gorduras ingeridas.

- **Vantagem:** É menos severa que a dieta do dr. Atkins e, se feita com proporções corretas de carboidratos, proteínas e gorduras, pode se tornar um plano alimentar saudável.

- **Desvantagem:** Em decorrência da grande quantidade de proteína ingerida, pessoas com problemas renais, de fígado e de ácido úrico não devem aderir a essa dieta (mesmo problema apontado na dieta de Atkins).

Vigilantes do Peso

A organização Vigilantes do Peso (*Weight Watcher*) foi fundada nos Estados Unidos na década de 1960 por Jean Nidetch. O objetivo principal é o incentivo, ou seja, os participantes do programa se reúnem semanalmente para avaliar sua evolução e trocar experiências. Em 2005, um sistema de pontos foi instituído ao programa, de forma que cada alimento tem uma pontuação numérica determinada, e a soma de tudo o que é ingerido tem de estar dentro de uma cota diária. Esse sistema de pontos substitui a contagem de calorias, para simplificar o controle.

- Vantagem: A liberação do consumo de qualquer grupo alimentar.
- Desvantagem: A organização não se preocupa com exames clínicos nem prescreve acompanhamento médico. Além disso, as cotas diárias podem ser gastas em alimentos de valor nutricional duvidoso.

Dieta da pirâmide de alimentos

A primeira versão dessa dieta – criada em 1992 pelo Departamento de Agricultura dos Estados Unidos – deu tão certo que foi atualizada em 2005. Ela tem uma orientação simples e bem equilibrada e, por isso, é uma das mais aconselhadas. A pirâmide agrupa os alimentos (grãos, vegetais, frutas, laticínios, carne e leguminosas) conforme suas necessidades diárias.

- Vantagem: Todos os grupos alimentares são consumidos diariamente, na quantidade correta, para suprir todas as necessidades nutricionais, o que garante o bom funcionamento do organismo.
- Desvantagem: Quando orientada e bem-feita, não há desvantagens. Promove emagrecimento sem privações.

***

O ideal é que cada paciente siga a dieta recomendada por seu nutricionista. Esta deve ser específica para cada um, dependendo do grau de obesidade, dos níveis de vitaminas no sangue, das comorbidades apresentadas, entre outras particularidades. De qualquer modo, reduzir o consumo de frituras, de comidas industrializadas e evitar o excesso de açúcar e gordura já ajudam qualquer pessoa a perder peso e melhorar a saúde.

DIÁRIO ALIMENTAR

Para o desenvolvimento da dieta de um paciente, é muito comum que o nutricionista sugira o uso de um diário alimentar. Trata-se de uma boa ferramenta para o conhecimento do consumo e das atitudes alimentares, que representam as crenças, os sentimentos, os comportamentos e a relação do indivíduo com a comida. O diário ajuda o paciente e o nutricionista a entenderem os padrões de alimentação: quais os tipos de alimento de preferência, em que horários do dia o paciente come mais, quais sentimentos estão associados ao ato de comer e em que momentos o paciente mais boicota os hábitos saudáveis. A partir da análise do diário, fica mais fácil para o profissional montar uma dieta específica. E o paciente, por sua vez, passa a se conhecer melhor ao registrar seus hábitos. Veja um modelo de diário na Tabela 6.1, ao lado.

93 PREVENÇÃO E TRATAMENTO: ABORDAGEM NUTRICIONAL

TABELA 6.1 Exemplo de diário alimentar

Nome: | | | | | | Data:

Horário da refeição	Alimento e quantidade ingeridos	Fome (0-10)	Saciedade (0-10)	Onde e com quem	Duração da refeição	Situações, pensamentos e sentimentos

Estudos demonstram que a automonitoração auxilia no emagrecimento e na manutenção do peso. Entretanto, se o diário for empregado como forma de restringir e julgar o que está sendo ingerido, pode se tornar motivo de resistência ao tratamento. Afinal, a pessoa pode, por exemplo, passar a não preencher o diário verdadeiramente com medo do julgamento do nutricionista. De qualquer modo, com essas informações detalhadas, é possível perceber melhor os sinais internos de fome, apetite e saciedade. Quando o paciente aprende a se autorregular, ele se torna mais consciente de sua alimentação ao longo do tratamento, separando motivos físicos de emocionais.

O diário também pode auxiliar na ingestão de uma dieta equilibrada, sem o foco exclusivo em calorias. Para garantir um consumo menos calórico, sugerem-se outras estratégias: substituir alimentos ultraprocessados (como congelados, bolachas recheadas etc.) por menos processados; apropriar o consumo à situação social, à fome e à saciedade (por exemplo, deixar para comer coisas mais calóricas apenas em festas, parar de comer no primeiro sinal de saciedade etc.); diferenciar vontades específicas de necessidades emocionais e apostar em pequenas trocas que fazem grandes diferenças, como substituir um pacote de bolacha recheada por um pão francês com geleia – uma troca saborosa, com mais propriedades nutricionais, menos calorias, que sustenta por mais tempo e oferece prazer semelhante.

SENSAÇÃO DE PRAZER À MESA

Saborear os alimentos e sentir prazer durante as refeições são grandes aliados da alimentação saudável. A obesidade não está associada ao excesso de prazer com a comida. Pelo contrário, pessoas que sentem prazer ao comer tendem a se saciar mais rapidamente. A alimentação deve ser uma fonte de prazer, não de culpa.

MUDANDO DE HÁBITO

Veja, a seguir, algumas dicas que podem ajudar a melhorar a qualidade da alimentação, bem como a sua saúde, sem sofrimento.

Planeje suas refeições

Crie uma estrutura regular para as refeições, definindo horários, locais e tempo dedicado a cada uma delas. Além disso, programe a compra de alimentos, organizando a frequência com que vai ao mercado (para que não ceda à tentação de pedir uma pizza em dias mais corridos, por exemplo) e levando sempre uma lista daquilo que vai comprar. Conheça os restaurantes, os bares e as padarias em volta dos lugares que frequenta, para saber qual o lugar mais saudável a recorrer quando a fome apertar.

Coma simples

Busque sempre opções *in natura* (alimento do jeito que vem da natureza, como espiga de milho ou leite, por exemplo) ou produtos menos processados (com poucos ingredientes, sendo grande parte deles de produtos *in natura*, como milho em conserva ou iogurte). Evite o consumo frequente de alimentos ultraprocessados (em geral, os que contêm cinco ou mais ingredientes, em que o alimento *in natura* está em quantidade pequena ou ausente e com muitos ingredientes de nomes estranhos, como aditivos, conservantes, espessantes etc.). Evite também aqueles difíceis de fazer em casa, como salgadinho de milho de pacote ou bala de iogurte. Da mesma forma, procure formas gostosas de incluir frutas, legumes e verduras e de reduzir o sal, com preparações ricas em temperos e molhos caseiros.

Perceba sua fome

Regule sua alimentação de forma que, ao primeiro sinal de fome física, possa comer adequadamente – e não quando já está desconfortável (com dor de cabeça, enjoo, dor de estômago ou mau humor). Para isso, é necessária uma atenção aos sinais da fome, que começam discretamente (mudando o hálito, nos fazendo pensar em comida e causando uma sensação de pequeno vazio no estômago). Vale também manter um planejamento prévio sobre o quê, quanto e onde irá comer. Isso evitará que você coma o que aparecer pela frente e de forma descontrolada.

Pare na hora certa

Interrompa a alimentação quando estiver satisfeito, e não quando não aguentar comer mais nada. Se já parece difícil perceber a fome, é necessário um autoconhecimento ainda maior para distinguir a saciedade. Em geral, percebemos os extremos: quando estamos muito famintos e quando estamos estufados. É necessário que se coma um volume de comida suficiente, mas limitado, parando ao primeiro sinal de que a fome acabou e bem antes de ficar cheio. Teste tirar uma foto do prato antes de comer e outra quando tiver atingido a saciedade – depois compare as duas imagens. Crie pratos que forneçam todos os nutrientes essenciais para garantir saciedade (com opções ricas em fibras, proteínas, carboidratos e gorduras) e deguste devagar.

Identifique seu apetite

Quando sentir vontade de comer, avalie se está de fato com fome e busque comidas "de verdade" (arroz, feijão, carne) para saciar a fome. Entretanto, quando perceber que quer comer, mas não por um estímulo físico, e sim por vontade, identifique o tipo de vontade para decidir o que vai escolher. Se estiver com uma vontade bem específica, relacionada a prazer (degustar ou saborear algo, podendo ter um contexto de lembrança ou memória alimentar, vontade de reviver um sabor gostoso, experimentação de algo novo etc.), provavelmente ela só passará quando você comer a comida em questão. Nesse caso, planeje uma ocasião adequada e coma exatamente o que está com vontade, sem tentar driblar com outros alimentos. Por outro lado, se estiver com uma vontade desencadeada por uma situação social, em que a comida está disponível, corre-se o risco de comer sem controle, de forma inconsciente. É como aquele amendoim que está em cima da mesa e acabamos pegando, mesmo sem sentir fome. Se for esse o caso, pense em quão importante socialmente será aceitar a comida (por exemplo, o primeiro pedaço de um bolo que foi dedicado a você) e em quão importante essa comida será para você pessoalmente (se não comer, vai ficar pensando obsessivamente naquilo?). Torne a situação consciente, planeje a quantidade e coma com atenção.

Não desconte as emoções na comida

Quando estiver com uma vontade louca de comer qualquer coisa muito gostosa, em grande quantidade, com urgência, para ser consumida bem rápido, sem atenção, e que às vezes gera aquela sensação de que "não era bem isso que eu queria", atenção: avalie se não está descontando suas emoções na comida.

Muitas vezes criamos relações com a comida que nos confundem. Celebramos com comida, socializamos com comida e muitas vezes criamos representações afetivas com a comida, porque nosso cérebro libera substâncias que dão prazer nos momentos em que comemos. Todos temos memórias alimentares e, mesmo muitos anos depois, podemos nos lembrar das emoções sentidas em determinada situação. A comida alimenta o corpo e também a alma. Algumas sensações desconfortáveis, como ansiedade, estresse, tristeza, tédio, podem estar associadas à comida, e é normal que se queira comer algo como uma fonte de conforto nesses momentos. O sinal de alerta deve vir quando a pessoa passar a utilizar a comida como fuga para determinados problemas, em vez de lidar com eles. As proibições alimentares, impostas por dietas restritivas, também geram angústias que reforçam esse comer emocional. Identifique as emoções e busque estratégias para lidar com os sentimentos (a ajuda de um psicólogo pode ser útil nesses casos).

Coma devagar

Já é um clichê, mas funciona. Procure acompanhar o passo da pessoa que come mais devagar dentre seus familiares ou amigos. Lembre-se de descansar os talheres e só pegá-los novamente quando tiver engolido o que está na boca. Isso ajuda a nos deixar saciados mais rapidamente. Não use líquidos para empurrar alimentos.

Estipule pequenas regras

Nunca coma em pé, nunca coma em frente ao computador ou à TV, nunca coma falando ao telefone. É importante praticar o ato de comer dando importância máxima ao momento e curtindo a refeição. Isso evita que você coma coisas a mais sem perceber.

Coma de maneira consciente

Algumas armadilhas fazem com que queiramos comer mais do que realmente precisamos. Conhecer algumas delas pode nos ajudar a evitar o comer inconsciente (e o consequente exagero). Veja os gatilhos mais comuns:

- **Primeiro gatilho:** as porções estão cada vez maiores, e nossa tendência é comer até o fim, mesmo que a quantidade de comida seja muito maior do que a nossa fome. Procure não encher tanto o prato e, em restaurantes, pedir porções menores (como meio prato ou meia porção). Quando não for possível, divida a "superporção" com alguém. Faça uma pausa na metade do prato e pergunte a si mesmo se ainda está com fome. Se a resposta for não, peça que retirem o prato da sua frente ou ofereça a comida a alguém. No caso dos produtos industrializados e comercializados em pacotes grandes, separe a quantidade que vai comer e guarde o restante do pacote longe da sua vista. Se vai levar biscoitos para comer fora de casa, separe num pote, papel-alumínio ou saquinho tipo Ziploc somente a quantidade que pretende comer. Evite comprar caixas de bombom e coisas do gênero se você tem tendência a exagerar nos doces. Prefira porções individuais: potinho de sorvete ou picolé em vez do pote de 1 ou 2 litros, barra de chocolate individual em vez de barra de 180 gramas etc. Resista ao apelo do "leve 3, pague 2". Geralmente, acabamos comprando mais do que precisamos e comendo mais do que havíamos planejado, e o barato acaba saindo caro – para o seu corpo.

• **Segundo gatilho:** alimentos ou embalagens à vista o tempo todo nos dão incentivo para comer mais, mesmo quando não estamos com fome. Procure guardar alimentos sujeitos a exageros (salgadinhos, bolachas, guloseimas etc.) em locais pouco acessíveis. Coloque pacotes dentro de potes ou sacos fechados, se possível não transparentes, que escondam a embalagem. Na geladeira, deixe frutas, iogurtes, saladas mais à frente, e doces, guloseimas, sorvetes mais ao fundo. Leve à mesa somente o prato porcionado (deixe travessas e panelas no fogão, para inibir o repeteco). À mesa, leve somente travessas de saladas e legumes, para estimular o consumo. Numa mesa cheia de petiscos, com a família e os amigos, sente-se longe do alcance das travessas. Numa festa, fique a mais de dois braços de distância da mesa onde está a comida e não fique na saída da cozinha.

• **Terceiro gatilho:** pratos e travessas grandes enganam nossa vista, e acabamos nos servindo de quantidades muito maiores sem perceber. Para não cair nessa, use pratos e talheres menores. Evite restaurantes por quilo em que são oferecidos pratos muito grandes. Se isso não for possível, habitue-se a preencher somente a parte central do prato (vai parecer que é pouca comida, mas, acredite: é ilusão de ótica).

- **Quarto gatilho:** propaganda ou embalagem alegando que determinado produto é saudável, light ou tem 0% de gordura pode nos fazer comer mais porque acreditamos que seu consumo é inofensivo ou isento de calorias. Isso nem sempre é verdade. Uma versão light de um biscoito, por exemplo, pode ter a diminuição do açúcar compensada no aumento da gordura e, no fim das contas, acabar oferecendo quantidade equivalente de energia em relação a um biscoito tradicional.

Fique atento também a outros gatilhos, como antecipação (criar muita expectativa antes de comer pode nos fazer comer mais), dificuldade de lembrar quanto comeu (quando vamos nos servindo aos poucos ou beliscando alimentos, temos menos consciência de quanto realmente comemos, como em rodízios, por exemplo), excesso de variedade (tendemos a comer mais se existem muitas opções disponíveis) e boa apresentação da comida (quando a comida é bonita, servida de forma elegante e com nomes rebuscados, tendemos a estimular mais a vontade de comer).

PREVENÇÃO E TRATAMENTO: A IMPORTÂNCIA DO EXERCÍCIO FÍSICO*

---

*   Capítulo redigido por Dra. Amanda Gonzales Rodrigues, Prof. Dr. Carlos Eduardo Negrão, Profa. Daniela Regina Agostinho e Dra. Patricia Alves de Oliveira.

O Brasil não está somente acima do peso, mas também sedentário – e, como já vimos nos capítulos anteriores, uma coisa está diretamente relacionada à outra. De acordo com um levantamento do DATA-SUS, órgão ligado ao Ministério da Saúde, 52,5% da população adulta brasileira está acima do peso, e, segundo o IBGE, aproximadamente 46% dela é sedentária, ou seja, realiza pouca atividade física. São muitas as razões para esse resultado, em especial as facilidades do dia a dia. Novos e sofisticados recursos tecnológicos que agilizam atividades diárias – domésticas, laborais e de lazer – estão levando as pessoas a ficar cada vez mais sedentárias. E vale lembrar que o sedentarismo e os maus hábitos nutricionais são os principais fatores de risco no desenvolvimento da obesidade.

FIGURA 7.1 O brasileiro sedentário

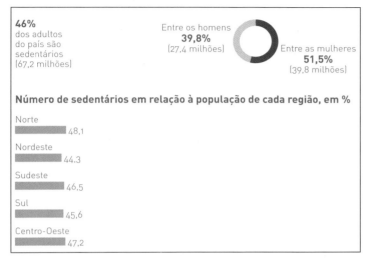

Fontes: IBGE e DATA-SUS (www.datasus.gov.br).

O SEDENTARISMO

Sedentarismo, do latim *sedere*, representa o tempo de permanência diária que o indivíduo fica sentado, seja no carro, no trabalho, no computador ou assistindo televisão, e não necessariamente a ausência de exercícios físicos. São sedentários aqueles que:

- Não praticam nenhuma atividade física de lazer diariamente (nos últimos três meses).

- Não praticam esforços físicos intensos no trabalho (não andam muito, não carregam peso e não fazem atividades equivalentes em termos de esforço físico).

- Não se deslocam para o trabalho a pé ou de bicicleta.
- Não são responsáveis pela limpeza pesada de suas casas.

Para que uma pessoa deixe de ser considerada sedentária e passe a ser ativa, ela deve realizar atividades que totalizem aproximadamente 10 mil passos por dia. Na realidade, quando se fala em atividade física, não se está referindo necessariamente à ginástica feita em academia, mas às atividades que aumentem o gasto energético diário (veja mais sobre isso a seguir, ainda neste capítulo), tais como varrer, cuidar do jardim, subir e descer escadas, lavar o carro, caminhar até o trabalho, passear de bicicleta, entre tantas outras. No entanto, o gasto energético despendido nesse tipo de atividade pode ser insuficiente para a perda de peso, visto que 2 mil passos equivalem a um gasto de aproximadamente 80 calorias. A inclusão de exercícios físicos programados na rotina de vida representa uma estratégia fundamental no controle de peso corporal e na manutenção de uma boa qualidade de vida.

Vários aplicativos podem auxiliar no controle e na avaliação das atividades diárias. Entre eles estão os contadores de passo (pedômetros) e os marcadores de trajeto/velocidade, integrados a um número crescente de dispositivos portáteis eletrônicos.

ATIVIDADE FÍSICA: O MELHOR REMÉDIO

O exercício físico é uma das formas mais efetivas de redução e manutenção do peso corporal. Sabe-se também que essa conduta não medicamentosa é mais eficiente quando associada a uma dieta hipocalórica (com poucas calorias). Outra contribuição muito importante do exercício físico durante um plano de emagrecimento é que ele evita a perda de massa magra provocada pela ingestão de poucas calorias.

O exercício físico, associado à dieta, também auxilia no controle dos fatores de risco cardiovasculares, como hipertensão, diabetes e dislipidemia. O efeito benéfico do exercício na hipertensão arterial é tão marcante que uma única sessão de exercício em intensidade moderada por 40 minutos provoca queda na pressão arterial ao longo das 24 horas seguidas, tanto no período de vigília quanto no período de sono.

Em relação ao diabetes, estudos mostram que o exercício físico diminui a concentração sanguínea de glicose e melhora a sensibilidade à insulina, ou seja, com a atividade física, a entrada da glicose nas células ocorre independentemente da insulina, fazendo com que ocorra uma queda dos valores de glicemia. Além disso, o exercício favorece uma maior eficiência desse hormônio, e podemos encontrar níveis menores de glicose no sangue, mesmo com níveis menores de insulina.

A atividade física também tem um papel importante nos níveis sanguíneos de lipídeos (colesterol). Quando praticado regularmente, provoca aumento nos níveis sanguíneos de HDL-colesterol (colesterol bom) e redução nos níveis de triglicérides. Apesar de o exercício não alterar significativamente os níveis sanguíneos de LDL-colesterol, ele diminui o tempo em que essa subfração do colesterol permanece na circulação e aumenta o tempo em que ela permanece na sua forma reduzida – de menor risco para os vasos sanguíneos. Essas respostas ao exercício podem ser consideradas as principais formas de proteção dos vasos sanguíneos à ação do colesterol mau.

EXAMES SOB MEDIDA

Existem diversas técnicas e metodologias que permitem conhecer melhor cada paciente e como seu corpo responde aos exercícios físicos no combate à obesidade. Esses exames, alguns deles vistos no Capítulo 3, ajudam a quantificar a porcentagem de gordura, massa muscular (massa magra) e líquido corporal, tornando mais fácil para o médico saber quais os exercícios – e as dietas – mais adequados para aquele metabolismo.

Por meio dos dados obtidos pela bioimpedância – um dos exames mais utilizados para conhecer a composição do peso do paciente – associados a cálculos adicionais, é possível obter a taxa de metabolismo basal (TMB), isto é, a quantidade de energia necessária para atender às necessidades orgânicas diárias de cada indivíduo. Essa energia varia de acordo com idade, peso, sexo, quantidade de massa magra, níveis hormonais e nível de atividade física, podendo variar de menos de 1.000 quilocalorias por dia a mais de 3.000 quilocalorias dia. Outro método usado para obter a taxa de metabolismo basal é a calorimetria direta, que calcula a energia liberada pelo corpo através do calor em um período de repouso de aproximadamente 20 minutos.

Hoje, existem muitos métodos para identificar a TMB de cada paciente e, a partir dela, montar uma planilha mais adequada de treino, visando aos objetivos específicos de cada um. Se uma pessoa tem uma taxa de metabolismo basal de apenas 1.500 calorias, por exemplo, fazer exercícios em excesso pode levá-la a sentir mais fome, comer mais que o necessário e seguir tendo o mesmo problema de sobrepeso ou obesidade. Os exames também ajudam a saber por que os exercícios não estão fazendo o efeito desejado – ou seja, a pessoa não é sedentária, mas tampouco emagrece, mesmo com uma frequência adequada de exercícios. Pode acontecer de essa pessoa ter uma facilidade maior em queimar o carboidrato, e não a gordura, e precisar de uma readequação não só na dieta como também no tipo de exercício que ela faz (menos aeróbico e mais musculação, por exemplo).

AVALIAÇÃO MÉDICA

É importante lembrar que o ingresso num programa de exercício físico deve ser sempre precedido de uma avaliação médica. Determinar as condições de saúde, assim como a capacidade física, é uma estratégia eficiente para reduzir os riscos para a realização de exercícios, principalmente pelo fato de a obesidade estar relacionada a fatores de risco cardiovasculares.

Segundo o Colégio Americano de Medicina Esportiva (ACSM), a recomendação para perda de peso inclui exercícios aeróbicos complementados com exercícios de resistência muscular (musculação) e de flexibilidade. O exercício físico aeróbico deve ser iniciado numa intensidade moderada, pelo menos três vezes por semana, e assim que possível deve-se aumentar a frequência e o tempo de exercício, chegando a até cinco vezes na semana, em sessões de 60 minutos de duração.

Os exercícios de resistência muscular são muito importantes para a manutenção da massa magra. Deve-se iniciar com intensidade leve a moderada, duas a três vezes por semana, com os mesmos grupos musculares. Com o avanço do programa, quando são realizados exercícios diários, os grupos musculares devem ser alternados. Por fim, os exercícios de flexibilidade são recomendados após os exercícios aeróbicos e de resistência muscular, no mínimo de duas a três vezes por semana, podendo ser executados diariamente.

Um novo modelo de treinamento físico tem sido utilizado para o emagrecimento: o treinamento intervalado de alta intensidade. Ele intercala, numa mesma sessão, exercícios intensos, leves e moderados. Essa modalidade é uma ótima estratégia para a perda de peso corporal, com resultados rápidos e eficazes. Entretanto, não é recomendada para iniciantes e, sobretudo, para aqueles com limitações osteomusculares. O ideal é sempre ter a orientação de um instrutor físico, que vai analisar cada caso e ajudar a decidir quais os exercícios mais adequados para cada perfil.

Na Tabela 7.1, apresentamos o gasto calórico de alguns tipos de atividade física. Veja que esse gasto varia bastante entre os diferentes tipos de atividade e de acordo com o sexo. Vale ainda lembrar que estamos considerando como exemplo homens e mulheres com peso médio de 80 e 60 quilos, respectivamente. Esses valores podem variar conforme o peso, a composição corporal (quantidade de massa e gordura) e a idade.

TABELA 7.1 Gasto calórico de acordo com a atividade física

Tipo de atividade (sessão de 30 minutos)	Calorias (kcal) Homem (80 kg)	Calorias (kcal) Mulheres (60 kg)
Hidroginástica	250	190
Basquete	280	225
Ciclismo	334	258
Dança de salão	188	145
Futebol	292	225
Trabalhos domésticos	188	145
Corrida (8 km/h)	292	225
Brincar com crianças	167	129
Pular corda	400	300
Alongamento	167	129
Natação	334	258
Tênis	292	225
Caminhada (5 km/h)	167	129
Musculação	162	127

Fonte: Adaptado de AINSWORTH et al, "Compendium of physical activities: classification of energy costs of human physical activities", *Medicine and Science in Sports and Exercise*, v. 25, 1993, pp. 71-80.

PARA TER EM MENTE!

Você sabia que 1 quilo de gordura equivale a aproximadamente 7.000 quilocalorias? Logo, para reduzir 500 gramas de gordura por semana é necessário um gasto energético extra de aproximadamente 3.500 quilocalorias por semana, ou seja, 500 quilocalorias por dia.

O exercício físico é uma conduta não medicamentosa para enfrentar a epidemia da obesidade e seus fatores de risco. Além da redução do peso, o exercício previne a perda de massa muscular, o que frequentemente ocorre durante as dietas. Entretanto, é preciso fazer uma avaliação multidisciplinar, englobando profissionais médicos, educadores físicos, nutricionistas e psicólogos com o intuito de proporcionar resultados positivos, com menor risco para a saúde e voltado ao bem-estar psicossocial.

PREVENÇÃO E TRATAMENTO: O USO DE MEDICAMENTOS

O tratamento da obesidade deve ser iniciado com uma mudança do estilo de vida. São raras as situações nas quais o excesso de peso é decorrente de doenças genéticas ou metabólicas. Em sua maioria, é consequência de um desequilíbrio energético e, se não houver uma mudança sólida e permanente de hábitos, não haverá perda de peso mantida a longo prazo. Se a chave principal dessa mudança está no estilo de vida, então qual é o papel das medicações no tratamento da obesidade?

As medicações ajudam principalmente nos casos em que a compulsão e o desejo de comer impedem o paciente de adotar uma alimentação menos calórica, mais regulada e nutritiva, tornando as dietas ineficazes e improdutivas. Muitas vezes, o paciente alterna períodos de ingestão alimentar correta, seguindo a dieta sugerida por médico e nutricionista, com episódios compulsivos, colocando todo o trabalho anterior a perder.

Nesse contexto, as medicações podem ajudar em diversos pontos: diminuindo a fome, a vontade e o desejo de comer, reduzindo a ansiedade que leva as pessoas a ingerir alimentos em quantidades excessivas, aumentando a saciedade e também reduzindo a absorção de gordura intestinal. Ao regular a fome, a saciedade e a ansiedade, os remédios auxiliam sobretudo na menor entrada de energia no organismo.

Embora sejam importantes, os medicamentos não resolvem sozinhos o problema do excesso de peso. Eles não agem quebrando a gordura armazenada nas células adiposas (células que armazenam gordura); apenas a atividade física e o balanço energético negativo (ingerir menos do que o corpo está gastando) farão esse papel. Se, mesmo com a medicação, e já sem tanta fome, o paciente mantiver a ingestão de alimentos muito calóricos, não haverá perda de peso. Assim, a farmacoterapia, em conjunto com uma mudança do estilo de vida e a adesão a um programa de alimentação saudável combinado com atividade física, é o que garante bons resultados de perda de peso e manutenção da perda a longo prazo. É sempre bom lembrar que a obesidade é uma doença crônica, e o fato de o paciente ter atingido o peso adequado não significa que ele deve parar com as medicações e abandonar o hábito de vida saudável, pois certamente isso acarretará em novo ganho de peso. É como se um paciente que trata a pressão alta com medicamentos e alimentação com pouco sal simplesmente parasse de se medicar e voltasse a ingerir sal depois de ter atingido um controle de pressão adequada. Como consequência, a pressão certamente voltará a subir.

Um exemplo que ilustra bem essa situação é o reganho de peso após cirurgia bariátrica de pacientes que apresentam comportamento alimentar compulsivo. Muitos acham que após a cirurgia estarão curados da obesidade e nunca mais serão obesos. Porém, se existe um transtorno alimentar compulsivo e este não foi tratado (conforme vimos no Capítulo 5), o paciente vai ganhar peso novamente.

INDICAÇÕES DO TRATAMENTO FARMACOLÓGICO

Atualmente, no Brasil, apenas quatro medicações para o tratamento da obesidade são aprovadas pela Anvisa (Agência Nacional de Vigilância Sanitária): sibutramina, orlistat, liraglutida e, mais recentemente, locarserina. As demais medicações comentadas a seguir são utilizadas, na maioria das vezes, para outros tratamentos, mas acabam ajudando a reduzir a ansiedade, a compulsão e o desejo de comer e, consequentemente, levam à perda de peso.

O tratamento farmacológico da obesidade no Brasil é indicado quando há falha do tratamento não farmacológico em pacientes:

- com IMC igual ou superior a 30;
- com IMC igual ou superior a 25 associado a outros fatores de risco;
- com circunferência abdominal maior ou igual a 102 centímetros (homens) e 88 centímetros (mulheres).

A seguir fornecemos mais detalhes sobre os medicamentos usados para o tratamento da obesidade. Vale lembrar que eles sempre devem ser indicados por um médico especialista nessa área e, como já explicado anteriormente, não deve ser a única ferramenta no tratamento de uma doença crônica e complexa como o excesso de peso.

Sibutramina

O mais famoso dos remédios usados para o auxílio do emagrecimento é um inibidor da recaptação de serotonina e noradrenalina, que são substâncias importantes em nosso sistema nervoso central. Essa medicação apresenta um efeito na diminuição da fome e no aumento da saciedade, além de reduzir o desejo pelos carboidratos. A redução de peso nos estudos clínicos publicados varia, em média, de 2,8 a 6 quilos em até um ano de tratamento. Na prática clínica, pode haver perda de peso maior ou até menor, pois tudo depende da resposta de cada paciente à medicação, da adesão ao exercício e da alimentação adequada. Os efeitos adversos mais comuns são: boca seca, constipação, dor de cabeça e insônia, que ocorrem em 10% a 20% dos casos. Irritabilidade, ansiedade, náuseas e taquicardia são menos frequentes.

Não há evidências de que a sibutramina cause anormalidades nas válvulas do coração ou hipertensão pulmonar. No entanto, é contraindicada em casos de pacientes com histórico de doença cardiovascular ou hipertensão arterial não controlada. Não há evidências de contraindicação da sibutramina para diabéticos tipo 2 sem quadro clínico de doença coronariana. Essa medicação não apresenta potencial de dependência.

Orlistat

O orlistat é um inibidor da lipase (proteína que ajuda na digestão das gorduras) e age promovendo redução de 30% da absorção das gorduras ingeridas. A gordura não digerida é eliminada com as fezes, e, por isso, o principal efeito adverso da medicação é o aumento do trânsito intestinal e, em alguns casos, diarreia. Menos de 1% do medicamento é absorvido, e não há efeitos no sistema nervoso central; portanto, essa medicação pode ser associada a qualquer outra que aja centralmente no controle da fome e saciedade. O orlistat também reduziu, em pacientes com diabetes, a circunferência abdominal, o IMC, a pressão arterial, a glicemia de jejum, a hemoglobina glicada (média de açúcar no sangue dos últimos 90 dias), o colesterol total e o colesterol LDL (colesterol ruim). Em indivíduos não portadores de diabetes também houve benefício na redução da glicemia em jejum. Em um estudo de quatro anos efetuado para avaliar o risco de evolução para diabetes, foi demonstrada uma redução de risco de 37,3%, e, nos pacientes que tinham pré-diabetes, a redução do risco foi de 52%. Nesse estudo, após o primeiro ano de tratamento, a perda de peso foi de 10,6 quilos no grupo orlistat comparado a 6,2 quilos no grupo placebo.

Liraglutida

A liraglutida foi desenvolvida inicialmente para o tratamento do diabetes tipo 2. Durante os estudos clínicos, foi observado que os pacientes que estavam fazendo uso da medicação passavam a ingerir menor quantidade de alimentos e a perder peso. Além da perda de peso, alguns estudos mostraram ainda que a liraglutida promove redução de gordura no fígado e diminuição do desejo pelo alimento. Em virtude dessas características, a medicação passou a ser estudada em pacientes obesos sem diabetes e foi lançada no Brasil em 2016 para o tratamento da obesidade. Pacientes com pré-diabetes também foram estudados, e o uso dessa medicação reduziu a progressão do pré-diabetes para o diabetes nessa população de alto risco. A dose máxima de liraglutida para o tratamento do diabetes tipo 2 é de 1,8 miligramas, enquanto para obesidade é de 3,0 miligramas. Nos estudos clínicos para registro dessa medicação, a média de redução de peso variou de 5% a 7,4% do peso inicial ao final de 56 semanas. A liraglutida age no sistema nervoso central diminuindo a fome e o desejo de comer, além de prolongar o tempo do processo de esvaziamento do estômago, o que proporciona maior sensação de plenitude e saciedade, ajudando no processo da perda de peso.

Os efeitos adversos mais comuns são náusea e vômitos que, em geral, dependem da dose utilizada e ocorrem mais frequentemente na primeira semana de tratamento, tornando-se mais leves com o tempo.

Locarserina

A locarserina é usada para o tratamento da obesidade nos Estados Unidos desde 2012, mas apenas em 2017 foi aprovada no Brasil. Essa medicação age nos receptores de serotonina presentes no hipotálamo (onde fica o centro da fome e saciedade), diminuindo a fome e o desejo pelos alimentos, principalmente carboidratos. Seu efeito é muito parecido com o da fluoxetina (citada a seguir), mas seu diferencial é agir de forma mais seletiva no receptor de serotonina no sistema nervoso central e não agir nos receptores cardíacos, diminuindo efeitos colaterais de lesão no coração. Nos estudos clínicos, a locarserina demonstrou redução de 5,1% a 5,8% do peso inicial em relação ao grupo placebo, que reduziu de 1,5% a 2,8% do peso inicial.

Fluoxetina e sertralina

Embora a bula não especifique que esses medicamentos sejam indicados para perda de peso, podem ser fundamentais no tratamento da obesidade quando há associado um quadro de ansiedade ou depressão, síndrome do comer noturno, compulsão alimentar ou bulimia. A redução de peso é variável, pois os estudos clínicos com essas medicações não tinham como objetivo o tratamento do excesso de peso. Porém, quando existe um quadro de ansiedade associado a má alimentação, e considerando que a medicação trata justamente a ansiedade, os resultados na perda de peso podem ser bem significativos. Ou seja: não é a medicação que emagrece o paciente, mas ela trata a ansiedade que não permite ao indivíduo se alimentar de forma saudável, e a perda de peso vem como consequência. Os principais efeitos adversos são dor de cabeça, diminuição do desejo sexual, insônia e, em alguns casos, sonolência.

Bupropiona

É um medicamento indicado em bula para o tratamento de depressão e dependência de nicotina (tabagismo), mas pode ser usado para o tratamento da obesidade quando esta vem acompanhada desses dois primeiros problemas. O medicamento leva à diminuição do apetite, e os estudos clínicos revelam uma perda de peso significativa entre os pacientes que o usam. Os efeitos adversos mais comuns são: tontura, agitação, ansiedade, dor de cabeça, insônia, boca seca, tremores, perda de apetite, dor abdominal, dor muscular, náusea, aceleração dos batimentos cardíacos. Pessoas com antecedente de convulsão não devem usar essa medicação, e deve-se pesar o risco/benefício em prescrever essa medicação, para pessoas com arritmia cardíaca.

Topiramato

É um medicamento anticonvulsivante que age no sistema nervoso central nos receptores do ácido gama-aminobutírico. O papel desse ácido no controle da fome e da saciedade ainda não é muito conhecido. Em diversos estudos, em animais e em humanos, foi observada a redução de peso com o uso do medicamento, mas o mecanismo pelo qual ele promove a perda de peso não foi esclarecido. Apenas foi observado que os pacientes passavam a ter menos desejo de comer. Como é uma droga também indicada para enxaqueca, pode ser uma boa opção quando o paciente com obesidade apresenta esse quadro além do excesso de peso. Seus principais efeitos adversos são tontura, diminuição de atenção, pedras nos rins e sonolência. Não deve ser prescrito para pessoas com glaucoma, pois aumenta a pressão intraocular.

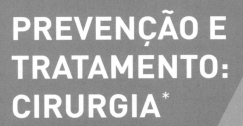

PREVENÇÃO E TRATAMENTO: CIRURGIA*

* Capítulo redigido por Dr. Pablo Rodrigo de Siqueira e Dr. Ricardo Z. Abdalla.

A obesidade vista como doença, tanto pelo médico quanto pela sociedade, é um fato novo. Seu tratamento clínico é complexo e sofre uma série de preconceitos e dificuldades desde o princípio, com o uso de medicamentos de múltipla ação, e não específica para o emagrecimento em si. A busca por resultados eficazes mantém essa área em constante pesquisa, de forma que novas ações foram surgindo entre os tratamentos mais conservadores (como atividades físicas assistidas, dietas e remédios orais). Procedimentos cirúrgicos baseados em observação clínica foram conquistando a confiança do médico e do paciente até serem considerados eficazes e, logo, aplicáveis e acessíveis a mais pessoas que sofrem com a obesidade.

UM POUCO DE HISTÓRIA

A obesidade é um problema de saúde epidêmico, mundial, em pleno crescimento, cujos custos social e financeiro estão associados a investimentos cada vez maiores na tentativa de seu controle. Como já foi dito, *a priori*, a cirurgia não fazia parte do arsenal de seu tratamento.

As primeiras cirurgias para redução de peso vieram da tentativa de transpor os resultados observados em outras situações para pacientes cuja obesidade chegava a ponto de atrapalhar a vida do paciente. Pode-se tomar como exemplo traumas e urgências decorrentes de acidentes, nos quais a retirada do estômago ou de parte dele resultava em uma silhueta mais magra nos pós-operatório e em uma melhora clínica em doenças que existiam antes da cirurgia (como o diabetes, por exemplo)

As cirurgias de redução de peso também foram inspiradas em casos clínicos de intestino curto, quando a pessoa não digere o alimento (porque não tem o contato suficiente para absorver os nutrientes necessários) e tem um melhor controle do açúcar no sangue. Daí a tentativa de fazer com que, nos obesos, a comida chegasse mais rápido ao fim dos intestinos (como se eles fossem curtos) e, assim, se conquistassem dois objetivos de uma vez só: emagrecer e controlar o açúcar no sangue. Também foram usados como inspiração doentes que, ao sofrerem algum tipo de lesão intestinal, retiravam boa parte do estômago e/ou do intestino delgado – e, sem a absorção de alimentos, perdiam peso rapidamente.

Claro que as primeiras tentativas trouxeram alguns problemas colaterais, como quadros de diarreia e desnutrição. Isso, no entanto, ficou nos anos 1970. Depois, vieram as cirurgias que tentavam cortar, separar, desviar e restringir o trajeto do alimento dentro do estômago. No início dos anos 1990, a videocirurgia ou laparoscopia mudou a maneira de pensar a cirurgia de redução de peso, e, desde então, tais procedimentos passaram a ser feitos com técnicas de mínima invasão. Com o avanço tecnológico dos anos seguintes, esses métodos foram se somando à endoscopia e a outros artefatos, alguns temporários, que eram colocados dentro do estômago (ou ao redor dele, pelo lado de fora) para dificultar a passagem dos alimentos. O robô veio ainda trazer a esse universo a possibilidade de realizar a cirurgia sem o esforço de vencer o peso da gordura pelas mãos do cirurgião, possibilitando sustentação, estabilidade e conforto tanto para o profissional quanto para o paciente. Tudo para alcançar objetivos eficazes cada vez mais ambiciosos, menos nocivos e muito mais seguros, associados a um pós-operatório mais cômodo e com menos complicações.

Vale lembrar que, no passado, existia muito receio de se fazer uma cirurgia bariátrica em pacientes com obesidade grau 3 (casos mais graves) devido ao pressuposto aumento do risco de morte. Embora os riscos de fato existam, estes podem ser minimizados com um preparo adequado, um ambiente cirúrgico eficiente e um acompanhamento prolongado no pós-operatório.

CRITÉRIOS PARA INTERVENÇÃO CIRÚRGICA

As indicações cirúrgicas são baseadas no cálculo do IMC. Quando esse índice é de 40 ou mais, ou de 35 a 40 associado a doenças de risco de vida ou comprometimento da qualidade de vida, os médicos consideram que o indivíduo obeso tem indicação de cirurgia. Mas é importante lembrar que qualquer indicação cirúrgica só deve ser feita após falha nas tentativas convencionais de perder peso, como educação alimentar, dietas e medicação para tratamento clínico.

A cirurgia bariátrica não é comumente indicada para pacientes com IMC menor que 35, mesmo com a presença de doenças relacionadas ao excesso de peso. Entretanto, como o controle do diabetes é alto após essa cirurgia (a doença melhora em até 80% dos casos), existem alguns protocolos de pesquisa avaliando os resultados da cirurgia em pacientes com IMC menor que 35 e portadores de diabetes tipo 2. No entanto, essa indicação ainda não é usada na prática clínica, somente em estudos.

Os métodos bariátricos também não devem ser tentados em pacientes com histórico de desajuste ao tratamento: doenças psicóticas, comportamento suicida, uso de drogas e álcool e depressão incontrolável.

Por fim, esse tipo de cirurgia não deve ser feito antes da puberdade. O Conselho Federal de Medicina diz que adolescentes com 16 anos completos e menores de 18 anos podem ser operados, desde que um pediatra acompanhe a equipe multiprofissional e que a consolidação das cartilagens de crescimento dos punhos seja observada. A cirurgia em menores de 18 anos é considerada ainda de caráter experimental e é o último recurso no tratamento em pacientes na adolescência. Em se decidindo pela cirurgia, o jovem e seus pais devem ser avisados de todos os riscos, benefícios, possíveis complicações e implicações da cirurgia, incluindo a necessidade de complementar o tratamento com acompanhamento a longo prazo.

AVALIAÇÃO PRÉ-OPERATÓRIA

Antes da cirurgia, o paciente deve se submeter às avaliações de todos os membros da equipe médica. Assim, ele entende de antemão qual é o melhor método para ele e obtém o máximo de benefício da cirurgia, além de isso diminuir o risco de complicações.

O médico deve obter as seguintes informações do paciente:

- História detalhada sobre o peso do paciente, considerando o início da obesidade, as tentativas de perda de peso e os pesos mais altos e mais baixos atingidos na idade adulta.
- Existência de comorbidades: dificuldade de respirar durante o sono devido ao esforço para vencer o peso sobre os pulmões (conhecida como apneia obstrutiva do sono), diabetes, hipertensão, dislipidemia, doença das coronárias, doença das articulações causada pelo excesso de peso.

- Fatores de risco adicionais, incluindo histórico de doenças familiares que pioram sob influência da obesidade, além de uso de cigarro, álcool e drogas.
- Medicações em uso, algumas das quais podem afetar a conduta cirúrgica ou até impedir sua realização.
- Nível de atividade física, mesmo antes de sofrer as limitações do excesso de peso.
- Expectativa do paciente, ou seja, quais as razões que o levaram a essa situação e qual sua expectativa de perda de peso.

Além disso, alguns exames ou avaliações são importantes:

Exame físico

Qualquer avaliação médica depende do exame físico do paciente. A conformação física é importante, pois está associada às transformações metabólicas que determinam a saúde da pessoa e pode mudar a indicação do tipo de cirurgia. Sinais vitais, índice de massa corporal e exame cardiopulmonar, incluindo eletrocardiograma, teste de esforço e função pulmonar – tudo isso deve ser levado em conta. Se apropriado, o médico pode solicitar alguns exames complementares, incluindo exame de mama e pélvico, ultrassom de veias e artérias para afastar a possibilidade de doença vascular dos membros inferiores e outros estudos como sangue oculto nas fezes, exame de gravidez, lipidograma e exame de urina.

Avaliação psicológica

Para um acesso apropriado ao bem-estar psicológico do paciente, uma avaliação pré-operatória é fundamental para procurar tendências de depressão, suicídio, distúrbios alimentares e psicose. Outras alterações que podem significar trauma psicológico, como abuso sexual ou distúrbio familiar, também devem ser consideradas. O paciente e seus familiares precisam compreender como será a vida após a cirurgia; as dificuldades e restrições com as quais ele terá que conviver.

Avaliação nutricional e aconselhamento

A discussão entre paciente e nutricionista antes da cirurgia é a chave para o sucesso do procedimento devido à significativa mudança de hábito que está por vir. A avaliação pré-operatória inclui ainda a mudança na alimentação já antes da cirurgia, com a ingestão fracionada de comidas mais leves (incluindo horários preestabelecidos e frequência das refeições). O paciente deve ser orientado sobre o fracionamento da dieta, a diminuição das porções, a velocidade da mastigação e a necessidade de ter refeições tranquilas.

Orientação pré-operatória

É importante que os pacientes entendam a proposta cirúrgica, com todos os seus riscos, e que a perda de peso ao longo do tempo, aliada à reeducação dietética pós-operatória e à inclusão de atividade física rotineira, constituem um conjunto de medidas para evitar a progressão da doença. As mudanças no estilo de vida, a necessidade de fazer parte de um grupo de apoio, os benefícios e riscos cirúrgicos e suas orientações pós-operatórias devem ser comunicados durante o preparo. O paciente deve entender que o tratamento passa por várias etapas e que a cirurgia é apenas uma ferramenta dentro do sucesso terapêutico.

OPÇÕES CIRÚRGICAS

Existem dois tipos de cirurgia bariátrica. No primeiro, em que há redução do tamanho do estômago, há três variações: gastroplastia vertical, também chamada de gastrectomia em manga (*sleeve gastrectomy*); gastroplastia com banda gástrica ajustável (SAGB); e septação gástrica e reconstrução em Y de Roux (*gastric bypass*). Esta última ma é a mais utilizada. Além da restrição causada pela diminuição do volume do estômago, ocorre uma pequena disabsorção dos alimentos, ou seja, um pequeno desvio intestinal, pois eles deixam de passar pela primeira parte do intestino delgado.

O segundo tipo é a derivação biliopancreática com exclusão duodenal (BPD-DS), também chamada de cirurgia de Scopinaro. Nesse caso, o paciente tem mais liberdade para comer maior quantidade de alimentos, já que não há grande diminuição do estômago (ele fica com dois terços do tamanho original). O que é feito nesse tipo de cirurgia é um grande desvio do alimento, que vai para o intestino grosso, como veremos adiante.

O estômago é o órgão principal para receber a modificação proposta por qualquer cirurgia bariátrica. Ele é um órgão muscular de passagem do alimento, e nele cabem ao menos três litros de conteúdo engolido. A ideia da cirurgia é modificar essa anatomia para obter uma ferramenta de mudança do hábito alimentar.

A diminuição para um estômago até dez vezes menor que o original foi o primeiro conceito da cirurgia, restringindo, assim, o volume de alimento aceito durante a refeição. Quando esse estômago diminuído tiver que permitir a passagem do alimento para os intestinos, uma seção do intestino delgado é conectada para dar vazão a esse conteúdo, criando um desvio para esse alimento. Esse desvio pode ser feito de diferentes maneiras – que são os diferentes tipos de cirurgia –, dependendo do resultado que se quer obter. É como se construíssemos uma estrada para conduzir o alimento e, no projeto da obra, já estivesse planejado cada obstáculo que a comida precisa vencer para chegar ao destino final: os desvios, o acabamento da estrada, as porteiras que precisam ser atravessadas.

Daí a quantidade de variações cirúrgicas: cada uma delas propõe uma estrada diferente para o alimento. Há as que evitam a passagem do alimento pelo duodeno, as que fazem a comida chegar rapidamente ao intestino grosso, as que formam túneis no estômago (e as que afunilam sua entrada), as que preenchem o estômago e as que confundem os alimentos, fazendo-os atravessar os mesmos locais em círculos para estimular outros órgãos e funções. Veja, a seguir, os tipos de cirurgia de forma mais detalhada.

FIGURA 9.1 Gastroplastia vertical

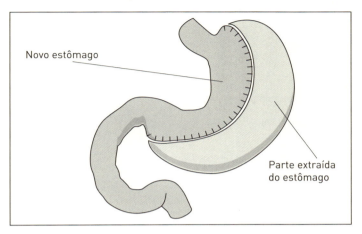

Gastroplastia vertical ou gastrectomia em manga (sleeve gastrectomy)

Esta técnica retira boa parte do estômago, ou seu lado esquerdo, formando um órgão de passagem do alimento em forma de túnel, como se ficasse com o formato de uma lua minguante (veja a Figura 9.1). A perda de peso conquistada após a cirurgia pode atingir valores entre 20% e 25% do peso total, e a melhora do diabetes tipo 2 pode ocorrer em 60% dos casos. É um procedimento irreversível e não age na absorção dos alimentos.

Gastroplastia com banda gástrica ajustável (SAGB)

É como se colocássemos uma gravata-borboleta no estômago, apertando a passagem dos alimentos, dificultando seu caminho e restringindo o espaço para eles, como em

FIGURA 9.2 Gastroplastia com banda gástrica ajustável

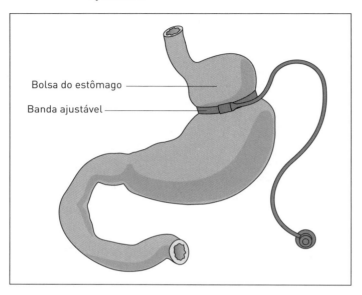

um funil (veja a Figura 9.2). Os resultados dessa cirurgia são considerados bons, com emagrecimento de 15% a 25% do peso. Pode alterar o diabetes tipo 2 de 50% a 60% dos casos. Esse procedimento é reversível, e o paciente precisa fazer ajustes periódicos da banda (apertar ou afrouxar).

Septação gástrica e reconstrução em Y de Roux (gastric bypass)

Esta é uma cirurgia consagrada mundialmente, com uma história de mais de 40 anos, inclusive no Brasil. Nela, o estômago fica do tamanho de um pequeno reservatório. Ele recebe o alimento e o envia para a frente, ao longo de

FIGURA 9.3 Septação gástrica

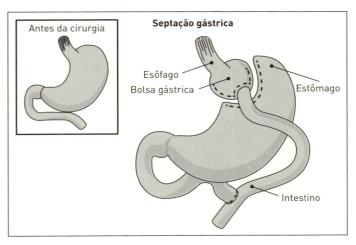

quase dois metros, sem sofrer ação dos sucos digestivos, mantendo os nutrientes na sua forma original por mais tempo e impedindo sua absorção pelo organismo. Esse método elimina pelo menos 60% do excesso de peso dos pacientes, levando a uma redução média de 25% a 40% do peso. Há melhora no quadro do diabetes tipo 2 em 80% dos casos, e é um procedimento reversível.

Derivação biliopancreática com exclusão duodenal (BPD-DS)

Nesse tipo de cirurgia, é feita uma gastrectomia parcial (o estômago perde metade do tamanho) e também uma tunelização gástrica, e boa parte do intestino delgado é desviada da passagem do alimento, impedindo a absorção dos nutrientes (veja a Figura 9.4). A perda de peso é importante, assim como a interferência no diabetes

FIGURA 9.4 Derivação biliopancreática com exclusão duodenal

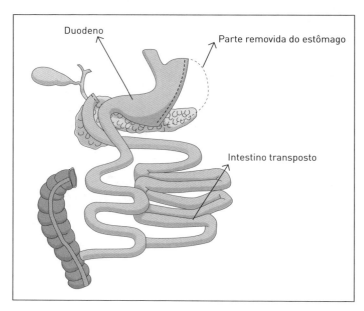

tipo 2, mas suas alterações podem escapar do controle, e as reações não desejadas podem comprometer a saúde nutricional do paciente (podem ocorrer diarreias e uma necessidade de aporte diário de proteínas para não gerar deficiência). Isso faz da BPD-DS uma das cirurgias menos indicadas.

BALÃO INTRAGÁSTRICO: UMA OUTRA OPÇÃO

Há pacientes que não obtêm resultados com o tratamento medicamentoso e que ou não aceitam ou não têm indicação para o tratamento cirúrgico. Nesses casos,

FIGURA 9.5 Balão intragástrico

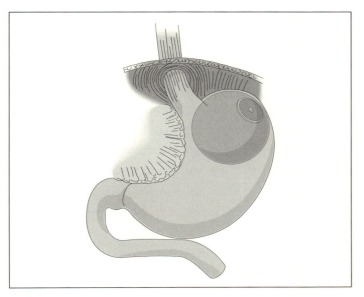

O médico pode recomendar o uso de dispositivos que ocupam espaço dentro do estômago, como o chamado balão intragástrico (veja a Figura 9.5). Trata-se de um balão de silicone transparente, preenchido com líquidos, sendo seu volume ajustável entre 400 ml e 700 ml. A inserção do dispositivo no estômago se faz por meio de uma endoscopia. Após o procedimento, deve-se fazer uma dieta com restrição calórica (entre 1.000 e 1.500 quilocalorias por dia), acompanhada de exercícios físicos frequentes. O balão é retirado após seis meses ou um ano, de acordo com as orientações do fabricante.

Considerando que o tratamento é facilmente reversível e que seu principal foco é a perda sustentada de 10% a 15% do peso para prevenir ou reduzir o risco cardiovascular e outras comorbidades relacionadas à obesidade, o método é aplicável em muitos casos.

* * *

Todas essas decisões são coordenadas e discutidas por um grupo multidisciplinar na tentativa de adaptar o melhor método para aquele paciente ou doença. Pode-se chamar este grupo – que inclui endocrinologistas, cardiologistas, ginecologistas, psiquiatras, anestesistas, cirurgiões, fisiatras, psicólogos, nutricionistas e fisioterapeutas – de "especialistas de terapêutica bariátrica e metabólica".

Uma parte importante desse grupo é composta por cirurgiões e anestesistas comprometidos com uma especialização que veio com o desenvolvimento da técnica cirúrgica e da tecnologia nela envolvida, e que trouxe novas normas de segurança e preservação do estado de saúde do paciente. Esse campo é chamado de "cirurgia de mínima invasão" e, atualmente, é representado pela videolaparoscopia e pela incorporação da assistência por robótica – técnicas que adicionaram recursos aos pacientes mais suscetíveis a complicações e aos casos mais graves de obesidade.

A mínima invasão dá condição ao paciente operado de se recuperar em uma situação mais confortável, uma vez que tem seus músculos preservados, com o mínimo de cortes, o que diminui a dor no pós-operatório, alivia o movimento respiratório depois da cirurgia e faz com que ele volte logo a caminhar, retornando mais rapidamente às atividades de rotina. O emprego dessa tecnologia proporciona, ainda, uma menor perda sanguínea durante o ato cirúrgico, trazendo segurança e tranquilidade a todos os envolvidos.

As principais complicações cirúrgicas incluem infecção da ferida operatória, abertura das suturas, trombose, embolia pulmonar, dificuldades anestésicas, dificuldade respiratória pós-operatória aguda, falência aguda respiratória e falência cardíaca aguda.

O PÓS-OPERATÓRIO

Depois de qualquer uma dessas cirurgias, o retorno ambulatorial é recomendado em duas ou três semanas, com avaliação laboratorial completa e periódica. Na evolução, o retorno deve acontecer em três, seis e 12 meses e, então, deve continuar anualmente, com controle metabólico regular: hemograma, ácido fólico, vitaminas B12, A, D e E. Fica ainda a recomendação do acompanhamento psicológico (veja o Capítulo 5).

A cirurgia bariátrica também exerce uma influência direta no diabetes. E, portanto, o cirurgião deve manter atenção redobrada na glicemia pós-operatória, principalmente na dosagem de hipoglicemiantes (medicamentos usados por diabéticos), que acabam sendo desnecessários na maioria dos pacientes, uma vez que a cirurgia pode reduzir ou até eliminar a doença. As dosagens de insulina têm, então, de ser criteriosamente acompanhadas.

Nutrição no pós-operatório

Os protocolos de evolução dietética se modificam de acordo com o tipo de cirurgia e a evolução de cada caso. No entanto, de forma geral, recomenda-se o seguinte no pós-operatório:

- No primeiro dia após a intervenção dá-se início a uma dieta líquida sem resíduos com volume de cerca de 50 ml a cada 15 minutos (cerca de um copinho de café). Ela inclui água mineral sem gás, chás sem açúcar em temperatura amena, água de coco, isotônicos, caldo coado de carne ou frango. A ideia é testar o novo tamanho estomacal e promover a hidratação. É realizada no ambiente hospitalar e sob supervisão.

- A partir do segundo dia, a refeição oferecida continua líquida, porém mais espessa (sopas caseiras batidas, caldos, sucos neutros coados). O volume é aumentado para cerca de 100 ml a cada 30 minutos. Os líquidos do primeiro dia continuam na dieta. O caráter ainda é de testar o novo tamanho estomacal e promover a hidratação. É realizada no hospital e mantida até a alta do paciente, que acontece após 48 horas, em média.

- A partir da alta hospitalar, a dieta passa a incluir alguns alimentos mais ricos em proteínas e outros nutrientes, como leite e iogurtes magros, bebidas à base de soja, sopas com carne batidas e coadas. Essa dieta dura cerca de 2 a 3 semanas e é realizada já em casa.

- A partir de 2 ou 3 semanas após a cirurgia, alimentos mais sólidos, porém macios, como purê de batata ou legumes, carnes batidas e mingau, podem ser saboreados. Ao completar um mês, são inseridas frutas e carnes macias e bem cozidas, batata cozida, entre outras opções.

- Com a liberação dos itens sólidos, a mastigação deve ser a palavra de ordem para facilitar o trabalho do estômago e evitar a sensação de "estufamento" e os possíveis vômitos, especialmente no caso de carnes, pães e frutas.

- Devem ser evitados – pelo período de um ano após a cirurgia – biscoitos recheados, doces, refrigerantes e outras guloseimas para que a perda de peso não seja comprometida. Alimentos açucarados podem propiciar a chamada *síndrome de dumping* (náuseas, fraqueza, suor frio intenso, desmaios e diarreia).

- Durante todo o pós-operatório, os alimentos ricos em proteínas, como carnes, leite de vaca ou soja, queijos magros e ovos, devem ser priorizados. Evite a ingestão de gorduras (principalmente as saturadas, de origem animal, como queijos fortes e embutidos).

- Com a redução do estômago, os níveis de alguns hormônios que causam a fome diminuem. Logo, seu apetite também. No entanto, isso não ocasiona sozinho o emagrecimento. Procure controlar a ansiedade com o auxílio de um psicólogo e de um nutricionista por pelo menos seis meses.

- Atenção às bebidas alcoólicas! Quem se submete à cirurgia fica menos resistente a esse consumo – sem contar que elas são bastante calóricas. Consuma apenas após a liberação médica.
- Algumas vezes, é necessário repor certas vitaminas e minerais por meio de suplementos alimentares. A capacidade reduzida do estômago limita a absorção adequada de nutrientes necessários ao organismo. Apenas faça isso sob orientação da equipe multidisciplinar que está cuidando de seu caso. Muitos pacientes mantêm esse aporte vitamínico com a própria alimentação.
- Mantenha-se sempre hidratado. O ideal é consumir água sem gás nos intervalos das refeições e andar sempre com uma garrafinha a tiracolo para ir tomando ao longo do dia em pequenos goles.
- Coma devagar. Tanto o almoço como o jantar devem ser saboreados por cerca de 40 minutos. Além disso, os itens do prato devem ser cortados em tamanhos bem pequenos para facilitar a mastigação e a digestão.

Exercício físico após cirurgia bariátrica

Não existe uma recomendação padronizada de exercício aos pacientes submetidos à cirurgia bariátrica. Entretanto, há consenso de que ele pode contribuir muito para a perda de peso, sobretudo no período de 12 a 24 meses após a cirurgia. O programa de atividade física deve ser iniciado com exercícios intermitentes e de baixa intensidade. Grande parte dos pacientes submetidos à cirurgia bariátrica é sedentária, com fragilidade muscular e articular e perda de densidade óssea. Além disso, a redução de peso muito rápida está associada à perda significativa de massa magra (músculos). Após a fase inicial de adaptação, deve-se seguir as recomendações de um profissional de educação física.

* * *

Nos casos cirúrgicos, o paciente precisa ter, mais que nunca, paciência. As mudanças no estilo de vida serão muitas e deverão acontecer aos poucos. A cirurgia, como já foi dito, não é o fim do processo, mas apenas mais uma das etapas. Um longo caminho ainda deve ser percorrido no pós-operatório.

OBESIDADE INFANTIL

A obesidade infantil, assim como a adulta, é um problema sério de saúde pública e tem crescido a cada década. No Brasil, passamos de um quadro de desnutrição infantil nos anos 1970 e 1980 para uma explosão de sobrepeso nas décadas seguintes, uma mudança brusca em muito pouco tempo. Segundo a Federação Mundial da Obesidade (IASO, na sigla em inglês), mais de 42 milhões de crianças menores de cinco anos estão acima do peso no mundo, sendo 35 milhões delas de países em desenvolvimento, como o Brasil. Alguns levantamentos apontam que 15% das crianças brasileiras estão acima do peso.

Se o problema da pandemia é o mesmo em adultos e crianças, a avaliação do paciente infantil é bem mais delicada. A começar pelo termo: muitas vezes se usa o termo "sobrepeso" em consultório, uma vez que a palavra "obeso" carrega um estigma muito grande. Chamar a criança de gordo ou gordinho pode ser ainda pior, pois cria uma sensação de que ela é diferente dos outros. Afinal, embora o problema tenha crescido muito, não é a maioria das crianças que é gorda. E estar acima do peso é um dos principais motivos de *bullying* em escolas, por exemplo.

A criança é diagnosticada com obesidade infantil quando o excesso de peso afeta sua parte física – levando a uma mobilidade menor e a doenças recorrentes associadas – e psicológica.

AVALIAÇÃO

O conceito de IMC não é muito usado para os pacientes infantis. Quando o médico opta por usar o índice como métrica, este deve ser correlacionado com a faixa etária da criança através de tabelas que podem ser consultadas. Mas, no geral, o médico pediatra ou endocrinologista sabe que a criança está acima do peso pela simples observação. O que o médico precisa avaliar é se o ganho de peso é por uma razão endócrina ou genética ou se é por uma causa externa, ou seja, se a criança está com alimentação hipercalórica e é sedentária.

Uma das maneiras de diferenciar um caso do outro é através da curva pôndero-estatural: o termo se refere à relação entre a altura da criança e o peso dela conforme cresce. A dificuldade de usar o IMC convencional é justamente esta: a altura de uma criança está sempre mudando. Quando a criança cresce o esperado para a sua idade, mas o peso está acima do normal, isso pode ser um sinal de causas externas (alimentação ruim e falta de exercícios). Se a altura não está dentro do esperado, o médico pode requerer uma série de exames para ver se há alguma doença, condição ou distúrbio que esteja proporcionando o não crescimento e a engorda e, assim, buscar o tratamento adequado. As causas endócrinas ou genéticas, no entanto, correspondem a menos de 10% dos casos de obesidade infantil.

Alguns dos exames usados em adultos até podem ser usados em crianças – como a aferição de massa de gordura e da massa muscular, por exemplo. Mas, em se tratando de crianças, quanto menos exames e testes, melhor. No geral, é feito apenas o exame de sangue, entre outros básicos, como urina e fezes. Isso porque a criança dificilmente quer ser tratada de um problema que já lhe causa um grande constrangimento.

Uma vez no consultório, é preciso fazer o levantamento completo sobre o paciente. Essa investigação começa

BOLO E GUARANÁ, MUITO DOCE PRA VOCÊ!

A cultura social brasileira é toda voltada para o doce. Mães colocam açúcar na dieta dos filhos muito cedo, até onde não precisa, como em uma banana amassada. Com um ano, o aniversário é comemorado com bolo de chocolate, refrigerante e brigadeiro. Na hora da chantagem, o doce entra como recompensa. E, nas lancheiras e cantinas, os alimentos estão cada vez mais pobres em nutrientes e ricos em gordura e com os pais através de um interrogatório complementar: a criança nasceu de parto normal ou cesárea? Quantos quilos tinha ao nascer? Foi amamentada no peito? Por quanto tempo? Foi acompanhada por pediatra? Quando iniciou a papinha na dieta? Os pais colocavam açúcar e sal a mais? Os pais também estão com sobrepeso ou são obesos? É genético ou o estilo de vida da família tende para a alimentação ruim? Ou seja, a avaliação médica tem que olhar o panorama geral.

Há casos que intrigam os endocrinologistas e merecem uma investigação especial. Quando, por exemplo, uma família tem três filhos magros e apenas um gordo. Às vezes, há uma questão psicológica dentro do contexto familiar – e, dependendo da gravidade, é o caso de indicar o acompanhamento de um psicólogo. Adolescentes tendem a adotar um comportamento de rebeldia para provocar os pais ou seus pares. Por exemplo, uma menina que

calorias. Além dos hábitos alimentares, há a questão do sedentarismo. As crianças já não brincam como antigamente. Correm menos, jogam menos bola e têm menos desafios físicos e motores. Nos grandes centros urbanos, ficam enclausuradas dentro de casa, vendo TV ou jogando no computador e no tablet. Tudo isso tem impacto direto no aumento da obesidade entre os menores de 12 anos.

se percebe gorda tende a relaxar e a comer mais como forma de se manifestar por ser diferente. Às vezes, o excesso de peso pode ser resultado de uma doença endócrina ainda não identificada, como o hipotireoidismo.

Os pais devem estar atentos desde cedo ao padrão de ganho de peso dos filhos. Com um ano já é possível saber se ele está de acordo com a faixa de peso esperado e, assim, prevenir e mudar a alimentação se necessário. Os pais também devem olhar para o seu próprio comportamento: tanto os que entopem os filhos de açúcar e carboidrato de baixa qualidade (bolos, pães, macarrão) como os obcecados pela magreza e por dietas de restrição calórica podem causar danos na alimentação dos filhos. Comida de qualidade, balanceada, de preferência fresca e orgânica e em quantidades não exageradas, é o padrão ideal para toda a família. Os pais também devem participar desses hábitos saudáveis, agindo como exemplo a ser seguido para os filhos.

MEDICAÇÃO E CIRURGIA

Não se usa remédio em tratamento de obesidade com crianças, embora alguns estudos realizados ao longo das duas últimas décadas mostrem o efeito positivo da sibutramina e do orlistat em casos de obesidade grave. Esses medicamentos apenas são receitados para adolescentes a partir de 15 ou 16 anos. Em crianças, usam-se remédios somente para outras enfermidades que possam estar associadas à obesidade.

Assim, o tratamento de obesidade infantil é totalmente focado na mudança de hábitos da família. Isso significa que os pais, ainda que não sejam obesos, precisam mudar seus hábitos alimentares para acompanhar o filho e incluir mais movimento na vida do pequeno. Mudanças no tratamento social também são importantes: não chamar mais a criança de gorda nem desprezar o fato de ela não conseguir controlar a compulsão alimentar são fundamentais no processo. O acompanhamento psicológico através da terapia cognitiva comportamental (TCC) pode ser de grande ajuda.

A cirurgia bariátrica, com seus métodos cada vez menos invasivos, vem sendo feita em pessoas mais novas, em especial quando se trata de obesidade intratável – ou seja, quando já se tentou de tudo sem resultados e apresenta riscos para o paciente (como nos casos em que a criança sofre de doenças associadas ao peso, como diabetes e hipertensão).

O MENINO DE 127 QUILOS

Em 2011, um garoto indiano ganhou as manchetes dos jornais do mundo todo por ter sido, até então, a pessoa mais jovem a fazer cirurgia de redução de estômago: Ksithijj Jindger tinha 10 anos e chegava a 127 quilos em 2009, quando passou pela cirurgia. Desde o início da vida, o garoto recebeu uma alimentação rica em gorduras (aos 3 anos, por exemplo, ele pesava 50 quilos). Em 2011, dois anos após a cirurgia e quando virou notícia, Jindger já estava com 69 quilos.

Fonte: G1.

NUTRIÇÃO

A infância e a adolescência são fases da vida caracterizadas por inúmeras transformações. A alimentação se desenvolve de maneira diferente ao longo dessas fases e é influenciada pelos estágios de desenvolvimento físico, cognitivo, social e emocional.

Do nascimento aos 6 meses, o leite humano é o alimento mais apropriado por causa de seus nutrientes e substâncias protetoras. A partir do sétimo mês, em geral, ocorre a introdução de alimentos complementares, que evoluem de forma que, aos 12 meses, a criança esteja comendo o mesmo que a família.

O cuidado com a nutrição até os 2 anos é muito importante. A alimentação correta ajuda na redução de danos ao crescimento, no desenvolvimento neurológico, na prevenção de doenças crônicas não transmissíveis e na redução da mortalidade, configurando assim um período fundamental para uma alimentação adequada.

Entre os 2 e os 6 anos, há um aumento na independência alimentar, quando elas passam a escolher o que querem comer, e uma diminuição na velocidade de ganho de peso e altura, podendo também haver diminuição no interesse por comida. Já dos 6 aos 10 anos, é esperado grande desenvolvimento cognitivo, emocional e social – e também um aumento da quantidade de gordura corporal e ganho de peso pela fase de estirão que antecede a adolescência. E, por fim, na adolescência (10 a 19 anos), as necessidades nutricionais aumentam devido ao intenso desenvolvimento e crescimento físico, emocional, sexual e social.

O cuidado com a alimentação em cada uma dessas fases tem como objetivo possibilitar o crescimento e o desenvolvimento esperado, evitar carências nutricionais, prevenir problemas de saúde e garantir a adoção de hábitos e atitudes alimentares saudáveis para toda a vida.

A recomendação nutricional para o paciente infantil deve ser traçada de forma individualizada e gradativa, em conjunto com o paciente e a sua família, sem dietas rígidas e restritivas. A alimentação deve ser balanceada, com distribuição adequada de carboidratos, proteínas, gorduras, vitaminas e minerais, e deve-se permitir a escolha de alimentos de ingestão habitual ou de mais fácil aceitação.

Durante o processo de educação nutricional, a pirâmide dos alimentos é um instrumento importante para difundir os conceitos de variedade, moderação e proporcionalidade (veja na Figura 10.1 a seguir). Ela auxilia a quantificar as porções de alimentos e a fazer substituições entre aqueles que pertencem a um mesmo grupo e têm valor energético similar. Com esse instrumento, é possível realizar um trabalho educativo e lúdico, propondo brincadeiras, jogos, desenhos.

Os resultados esperados são manutenção do peso para as crianças abaixo de 7 anos, redução gradativa do peso (quando indicada) para as acima desta idade e consequente redução das doenças associadas. As mudanças de hábitos e comportamentos alimentares costumam ocorrer a médio e longo prazos.

FIGURA 10.1 Porções diárias recomendadas para crianças

Número de porções diárias recomendadas, de acordo com a faixa etária, por grupo da pirâmide alimentar

Nível pirâmide	Grupo alimentar	6 a 11 meses de idade	1 a 3 anos de idade	Idade pré-escolar e escolar	Adolescentes e adultos
1	Cereais, pães, tubérculos e raízes	3	5	5	5 a 9
2	Verduras e legumes	3	3	3	4 a 5
2	Frutas	3	4	3	4 a 5
3	Leites, queijos e iogurte	leite materno*	3	3	3
3	Carnes e ovos	2	2	2	1 a 2
3	Feijões	1	1	1	1
4	Óleos e gorduras	2	2	1	1 a 2
4	Açúcar e doces	0	1	1	1 a 2

* Na impossibilidade de leite materno, oferecer fórmula infantil adequada à idade.

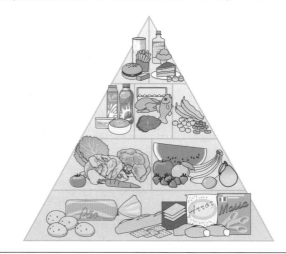

Fonte: Sociedade Brasileira de Pediatria.

Quantidade de alimentos que corresponde a 1 porção

Carboidratos
- 2 colheres (sopa) de: aipim cozido ou macaxeira ou mandioca (48 g) ou arroz branco cozido (62 g) ou aveia em flocos (18 g)
- 1 unidade de batata cozida (88 g)
- 1/2 unidade de pão francês (25 g)
- 3 unidades de biscoito de leite ou tipo "cream cracker" (16 g)
- 4 unidades de biscoito tipo "maria" ou "maisena" (20 g)

Frutas
- 1/2 unidade de banana nanica (43 g) ou caqui (50 g) ou fruta do conde (33 g) ou pera (66 g) ou maçã (60g)
- 1 unidade de caju (40 g) ou carambola (110 g) ou kiwi (60 g) ou laranja lima ou pera (75 g) ou nectarina (69 g) ou pêssego (85 g)
- 2 unidades de ameixa preta (15 g)/vermelha (70 g) ou limão (126 g)
- 4 gomos de laranja bahia ou seleta (80 g)
- 6 gomos de mexerica ou tangerina (84 g)
- 9 unidades de morango (115 g)

Hortaliças
- 1 colher (sopa) de beterraba crua ralada (21 g) ou cenoura crua (20 g) ou chuchu cozido (28 g) ou ervilha fresca (10 g) ou couve manteiga cozida (21 g)
- 2 colheres (sopa) de abobrinha (40 g) ou brócolis cozido (27 g)
- 2 fatias de beterraba cozida (15 g)
- 4 fatias de cenoura cozida (21 g)
- 1 unidade de ervilha torta ou vagem (5 g)
- 8 folhas de alface (64 g)

Leguminosas
- 1 colher (sopa) de feijão cozido (26 g) ou ervilha seca cozida (24 g) ou grão de bico cozido (12 g)
- 1/2 colher (sopa) de feijão branco cozido (16 g) ou lentilha cozida ou soja cozida (18 g)

Carnes em geral
- 1/2 unidade de bife bovino grelhado (21 g) ou filé de frango grelhado (33 g) ou omelete simples (25 g) ou ovo frito (25 g) ou sobrecoxa de frango cozida (37 g) ou hambúrguer (45 g)
- 1 unidade de espetinho de carne (31 g) ou ovo cozido (50 g) ou moela (27 g)
- 2 unidades de coração de frango (40 g)
- 1/2 fatia de carne bovina cozida ou assada (26 g)
- 2 colheres (sopa) rasas de carne bovina moída refogada (30 g)

Leite e derivados
- 1 xícara de chá de leite fluido (182 g)
- 1 pote de bebida láctea ou iogurte de frutas ou iogurte de frutas (120 g) ou iogurte de polpa de frutas (130 g)
- 2 colheres (sopa) de leite em pó (30 g)
- 3 fatias de mozarela (45 g)
- 2 fatias de queijo minas (50 g) ou pasteurizado ou prato (40 g)
- 3 colheres (sopa) de queijo parmesão (30 g)

Óleos e gorduras
- 1 colher (sobremesa) de azeite de oliva (4 g) ou óleo de soja ou canola ou milho ou girassol (4 g)
- 1 colher (sobremesa) de manteiga ou margarina (5 g)

Açúcares – após 1 ano de idade
- 1 colher (sopa) de açúcar refinado (14 g)
- 1 colher (sopa) de doce de leite cremoso (20 g) ou açúcar mascavo (18 g)
- 2 colheres (sobremesa) de geleia (23 g)
- 3 colheres (chá) de açúcar cristal (15 g)

Observação: Esses valores se referem a crianças de 6 meses a 3 anos. Para crianças em idade pré-escolar, escolar e adolescentes considera-se 1 porção dos grupos de carboidratos, leguminosas, carnes, óleos e açúcares o dobro destas medidas.

PASSO A PASSO

Podemos dividir o cuidado nutricional no tratamento da obesidade infantil em cinco etapas:

1. Desmistificar conceitos inadequados, como a prática de "dietas para emagrecer". Os pais e as crianças precisam entender que não há alimentos proibidos, e mesmo aqueles que apresentam maior densidade energética podem ser consumidos com moderação (em menor quantidade e esporadicamente). É importante também estimular o conhecimento sobre alimentação saudável, que deve ser vista de maneira positiva.

2. Avaliar o comportamento, identificando atitudes como mastigação rápida, refeições feitas na frente da TV, ausência de horários de rotina para se alimentar e o hábito de deixar parte da comida no prato, por exemplo. Essas inadequações devem ser corrigidas paulatinamente, iniciando-se, de preferência, com aquelas que a criança e sua família consideram mais simples e progredindo para as de maior dificuldade. Espera-se, ao final desta etapa, que sejam realizadas em torno de seis refeições por dia, que o intervalo entre elas seja de cerca de três a quatro horas, que a duração da refeição da família seja adequada e em local apropriado e agradável – sentado à mesa, sem eletrônicos ao redor.

3. Reduzir gradativamente a quantidade de alimentos consumidos em excesso e o número de

repetições. É um momento delicado, no qual é importante perceber os limites de cada paciente, pois a redução abrupta pode deixá-lo com "fome" e atrapalhar a evolução do tratamento. A ingestão de sucos e refrigerantes deve ser controlada de forma gradual (refrigerantes, além de interferirem na manutenção óssea e no esmalte dos dentes, causam distensão gástrica, aumentando a capacidade de ingestão de alimentos), e os alimentos gordurosos e as frituras devem ser evitados, substituindo algumas preparações fritas por assados e grelhados. Além disso, na hora da compra, é importante adquirir menor quantidade de alimentos ricos em gordura, substituir alimentos mais calóricos por outros que também agradam mas contêm menos calorias (por exemplo, biscoitos recheados por biscoitos sem recheio) e restringir a compra de alimentos pré-prontos e congelados. Por fim, é essencial deixar de armazenar grandes quantidades de guloseimas em casa.

4. Quando já se atingiu o controle do ganho de peso e se obteve a adequação das quantidades ingeridas, deve-se buscar a melhoria da qualidade da alimentação, incentivando o consumo crescente de alimentos não habituais e de grande importância nutricional (frutas, verduras, legumes, cereais integrais, leite e derivados). Uma dica é deixar esses alimentos acessíveis e prontos para o consumo (deixar as frutas lavadas,

descascadas, picadas, na mesa ou na geladeira, já porcionadas). Leve as crianças a feiras, sacolões e mercados para que elas ampliem o contato com a comida; envolvê-las na preparação dos pratos também funciona. Em restaurantes, deve-se oferecer o mesmo cardápio dos adultos e evitar o menu infantil, e é interessante também incluir alimentos menos aceitos em momentos agradáveis da família, como festas, passeios e viagens. Não se deve obrigar, chantagear ou forçar a criança a comer nem substituir o alimento recusado por outro que ela prefere após poucas tentativas – crianças, às vezes, precisam experimentar até dez vezes para passar a aceitar determinada comida, portanto os pais nunca devem desistir de oferecer novos alimentos. Por fim, evite categorizar alimentos em "bons" ou "ruins", "saudáveis" ou "não saudáveis", "proibidos" ou "permitidos".

5. Manter as conquistas e adaptar-se às situações (festas, viagens, cotidiano), controlando excessos, realizando substituições, buscando atingir uma alimentação equilibrada, mas que respeite a adequação social.

Algumas outras dicas importantes são:

- Incentive a criança a brincar ao ar livre, caminhar, andar de bicicleta. Limite o tempo diante da TV, do videogame e do computador. A criança não deve assistir a mais de duas horas de TV por dia.

- Para aumentar a ingestão hídrica, incentive a criança ou o adolescente a levar sempre uma garrafinha de água consigo.
- Não ofereça sucos industrializados, pois eles são muito ricos em açúcar e pobres em nutrientes.
- Limite o consumo de pratos prontos e *fast-foods*.
- Não ofereça sobremesas lácteas após as refeições. Espere pelo menos uma hora, pois o cálcio dessas sobremesas interage com o ferro consumido na refeição, prejudicando a absorção de ambos.
- Substitua os salgadinhos de pacote por pipoca feita em casa com óleo de soja.
- Retire o saleiro da mesa.
- Ajude seu filho a entender que a beleza pode vir em diversos tamanhos e formas, e que ele não deve ter vergonha de seu corpo.

11

OBESIDADE NA GESTAÇÃO

Com o aumento da prevalência da obesidade na população em geral, é natural que cada vez mais mulheres em idade fértil lutem contra o excesso de peso. De acordo com o IBGE, mais da metade da população feminina brasileira em idade fértil, entre 20 e 44 anos, está acima do peso (51,9%). E, quando uma mulher com o IMC de obesa (acima de 30) engravida, isso traz uma série de riscos para o bebê e para ela mesma. Por isso, o ganho de peso durante a gestação deve ser controlado mês a mês e deve seguir as recomendações da Academia Nacional de Medicina dos Estados Unidos, que leva em consideração o IMC que a mulher tinha antes de engravidar (veja a Tabela 11.1 a seguir). Ganhar mais peso que o indicado ao longo da gestação pode trazer consequências para a mulher e para o bebê.

TABELA 11.1 Relação entre o IMC antes da gestação e o ganho de peso

IMC antes da gestação	Ganho de peso na gestação
Abaixo de 19,8	12,5 a 18 kg
Entre 19,9 e 24,9	11,5 a 16 kg
Entre 25 e 29,9 (sobrepeso)	7 a 11,5 kg
Mais de 29,9 (obeso)	5 a 9 kg

Deve-se lembrar que o edema (acúmulo de líquidos) pode ser um fator que interfere no aumento de peso, principalmente no final da gestação, e deve ser avaliado. A obesidade complica desde a tentativa de engravidar até o pós-parto. Diversos estudos comprovam a associação entre peso e fertilidade. Em mulheres obesas, a subfertilidade ocorre com maior frequência porque há uma disfunção ovulatória: a síndrome dos ovários policísticos. Isso acontece porque a resistência dessa mulher à insulina gera um acúmulo de androgênios no ovário, impedindo a ovulação e a maturação folicular.

O começo da gestação também pode ter complicações: há um número mais elevado de abortos espontâneos entre as mulheres com excesso de peso. E, durante a gravidez, a obesa tende a ter mais infecções urinárias. Os partos podem ser mais demorados, com maior tendência à cesárea, que, por sua vez, pode se complicar dependendo da concentração de gordura abdominal da gestante. No pós-parto, obesas costumam ter mais infecções que mulheres de peso mais baixo (independentemente de ter sido parto normal ou cesariana) e podem ter mais dificuldades de amamentar no começo.

Devido a todos esses riscos, as entidades de classe ginecológicas e obstétricas, internacionais e brasileiras, indicam a perda de peso antes da concepção e, se necessário, a cirurgia bariátrica, uma vez que já foi provado que gestações pós-bariátricas apresentam índices menores dos problemas relatados acima. O ideal, antes de tentar engravidar, é procurar uma equipe multidisciplinar que inclua ginecologista, endocrinologista e nutricionista para chegar a um peso menos arriscado para a gestação.

DIABETES E PRÉ-ECLÂMPSIA

Mulheres com excesso de peso na gestação, se têm antecedentes de diabetes na família, podem acabar desenvolvendo o diabetes mellitus gestacional – que só existe durante a gravidez. Pode acontecer em mulheres de qualquer peso, mas a chance de acometer as mulheres obesas é três vezes maior que na população em geral. Antes de engravidar, vale fazer o teste para ver se tem tendência a desenvolver diabetes.

Quando o diabetes gestacional acontece, o bebê nasce com 4 quilos ou mais e pode nascer hipoglicêmico (com falta de açúcar no sangue). Ademais, o fato de o bebê ter passado nove meses em um ambiente com excesso de nutrientes faz dele um forte candidato à obesidade na vida fora do útero.

Além disso, o diabetes gestacional também aumenta as chances de a gestante sofrer de hipertensão e pré--eclâmpsia, uma disfunção dos vasos sanguíneos que pode levar à restrição do crescimento do bebê (quando evolui para eclâmpsia, a pressão arterial sobe e pode colocar mãe e bebê em risco de vida).

NUTRIÇÃO NA GRAVIDEZ

Durante a gestação, devido às alterações fisiológicas presentes (necessárias para regular o metabolismo materno, promover o crescimento fetal e preparar a mulher para o trabalho de parto, o nascimento e a lactação), precisamos de uma quantidade extra de energia. Esse aumento das necessidades energéticas é decorrente do crescimento e da manutenção do feto e da placenta, da formação de novos tecidos maternos, do armazenamento de gordura pela mãe e pelo feto e da maior carga de trabalho metabólico e metabolismo basal, levando a um aumento esperado do peso corporal.

O estado nutricional da mulher antes e durante a gravidez é fator determinante para uma gestação saudável e sem complicações. Complicações na gravidez (como as já citadas hipertensão e eclâmpsia) e durante o parto, assim como o estado nutricional após o parto, interferem na saúde do bebê (que depende da mãe para seu crescimento e desenvolvimento), no peso de nascimento da criança, na prematuridade e na mortalidade e morbidade neonatal.

O Ministério da Saúde preconiza que todas as gestantes devem ter seu estado nutricional avaliado durante a gestação como parte integrante da rotina do pré-natal.

Dietas restritivas e exercícios em excesso podem comprometer a passagem dos nutrientes essenciais do sangue materno para o feto, ocasionando desnutrição materna e danos ao sistema imune – o que pode aumentar o risco de doenças infecciosas e contribuir para nascimentos prematuros e para o desenvolvimento de problemas neurológicos ou de má formação do feto durante o primeiro trimestre da gestação. Tais condições podem ser ainda agravadas por náuseas e vômitos, comuns nesse período. Em gestantes com histórico de dietas consecutivas, pode haver um medo maior de engordar, o que compromete o ganho de peso equilibrado adequado na gravidez. A desnutrição materna durante a gravidez aumenta o risco infantil de hipertensão, obesidade, hiperfagia (aumento anormal do apetite) e hiperinsulinemia (resistência exagerada à insulina).

Outra condição que pode indicar uma deficiência nutricional não aparente em gestantes é um transtorno alimentar chamado "síndrome de pica", definido como um desejo extremo de ingerir substâncias não comestíveis (terra, tijolo, sabonete, material de construção, cera, papel etc.) e, em alguns casos, substâncias comestíveis, mas não na sua forma normal (farinha crua, arroz cru, gelo, grãos de café). Pode ter causas emocionais ou hormonais. O transtorno de compulsão alimentar também pode interferir na qualidade da alimentação ingerida, podendo aumentar o risco de obesidade e diabetes gestacional, desenvolvimento de eclâmpsia e de doenças metabólicas.

Para garantir uma boa evolução da gestação, o consumo alimentar deve seguir os princípios gerais da nutrição: variedade, equilíbrio e moderação. As necessidades nutricionais são um pouco maiores, mas não é necessário "comer por dois", como se costuma dizer. Em geral, há aumento de necessidade de vitaminas e minerais, fazendo com que o cuidado com a escolha dos alimentos seja redobrado.

Dentre os cuidados nutricionais durante a gestação, podemos sugerir: fracionar as refeições (a fim de respeitar os sinais de fome e saciedade), porcionar bem os grupos alimentares, evitar alimentos crus de procedência desconhecida, redobrar o cuidado com a higiene dos alimentos, aumentar o consumo de frutas, legumes e verduras e garantir a regularidade intestinal, priorizando o consumo de alimentos menos processados e mais caseiros.

Veja na Tabela 11.2 um esquema geral de alimentação durante a gestação.

TABELA 11.2 Esquema de alimentação para gestantes

Grupos de alimentos	Porções diárias	Tamanho de 1 porção
Leite e derivados	3 a 4	200 ml de leite • 2 fatias de queijo branco • 150 g de iogurte
Carnes	2	1 bife de carne bovina/frango/peixe
Feijões	1 a 2	1 concha de feijão/ervilha/soja/lentilha/grão-de-bico
Frutas	3 a 5	1 copo de suco natural • 1 unidade média, incluindo pelo menos uma fonte de vitamina C: laranja, acerola, mamão, manga, kiwi
Vegetais (verduras e legumes)	4 a 5	1 xícara (chá) de vegetais crus ou ½ xícara se cozidos /refogados
Pães e cereais	5 a 9	2 fatias de pão de forma ou 1 unidade de pão francês • 2 colheres (sopa) de arroz/macarrão

O acompanhamento médico e nutricional individualizado pode ajudar a direcionar melhor as escolhas alimentares. O acompanhamento mensal é fundamental para avaliação do crescimento fetal e de intercorrências clínicas, prevenindo e minimizando possíveis danos à saúde da mãe e da criança. Em geral, mulheres que recebem cuidados de pré-natal desde o primeiro trimestre têm uma gestação mais tranquila.

12

AVANÇOS E FUTURO

Conforme foi enfatizado ao longo do livro, a obesidade é um problema de saúde que existe há séculos, porém somente alguns anos atrás foi considerada uma doença. Antigamente as pessoas obesas eram rotuladas como preguiçosas, e estariam acima do peso apenas por essa razão. Porém, graças a estudos na área da genética e da metabologia dos carboidratos, gorduras e proteínas, esse conceito equivocado foi deixado para trás, e hoje há um conhecimento mais amplo sobre a doença. Mas ainda há um longo caminho a ser percorrido. Como será o futuro do tratamento da obesidade?

FARMACOGENÉTICA, OU A REAÇÃO INDIVIDUAL DE CADA UM À MEDICAÇÃO

Acredita-se que será cada vez mais fácil atuar na prevenção quando houver um maior conhecimento das questões genéticas que modulam a resposta individual aos tratamentos, uma vez que pessoas diferentes respondem a dietas e medicamentos de formas diferentes. Hoje já estão sendo estudados diversos genes para identificar o perfil de cada indivíduo e, assim, saber qual é o melhor caminho a ser seguido no combate ao ganho de peso. Existem genes, como o FTO (localizado no cromossomo 16 e conhecido popularmente como o "gene da obesidade"), que favorecem uma melhor resposta de perda de peso após a cirurgia bariátrica em comparação a quem não apresenta o mesmo gene. Isso também acontece em relação a diferentes tipos de dieta. Uma pessoa com determinado gene perde mais peso com dieta rica em proteína que outra pessoa que não possui esse gene específico.

Ainda há muito a ser descoberto nesta área, inclusive em relação à resposta à atividade física e aos medicamentos. Uma mesma medicação age muito bem em um indivíduo e não tem o efeito desejado em outra pessoa, gerando somente efeitos adversos. Quando a farmacogenética de cada pessoa for explorada, será possível selecionar de forma mais apropriada, individualizada e assertiva o tipo de medicação – como já acontece na área oncológica para alguns quimioterápicos.

É importante lembrar que ainda não existe uma medicação mágica que quebre e elimine a gordura do corpo. E, mesmo com as terapias atuais existentes, a mudança do estilo de vida é essencial para a perda de peso e para a sua manutenção.

FLORA INTESTINAL

Outra área que vem sendo estudada com afinco é a microbiota intestinal (bactérias presentes em nosso intestino). Todos nós temos bilhões de bactérias que vivem no nosso trato digestório, e elas são muito importantes no metabolismo do que ingerimos, podendo interferir no processo de absorção dos alimentos e de inflamação intestinal.

Cada indivíduo tem uma flora bacteriana intestinal própria, mas os alimentos ingeridos podem modulá-la. Sabe-se que pessoas obesas apresentam uma flora intestinal diferente das pessoas magras. A pergunta de um milhão de dólares é: os obesos já nasceram com essas bactérias que favorecem o ganho de peso ou mudaram sua microbiota ao longo da vida por causa da alimentação inadequada que tiveram?

Essa pergunta ainda permanece sem resposta, mas algumas informações acerca desse tema são conhecidas:

- Filhos de parto vaginal apresentam microbiota intestinal melhor que crianças nascidas de parto cesárea.
- O aleitamento materno favorece a microbiota mais saudável.
- Dietas ricas em gordura aumentam a quantidade de bactérias que estão associadas à obesidade, enquanto as dietas ricas em fibras fazem o contrário.

EFEITOS NO CÉREBRO

Um estudo conduzido por brasileiros do Centro de Pesquisa em Obesidade e Comorbidades, ligado à Faculdade de Ciências Médicas da Unicamp (Universidade de Campinas), publicado pela revista americana *Diabetes*, em março de 2016, mostrou em ratos que uma dieta com alto índice de gorduras saturadas pode provocar uma inflamação no hipotálamo (região do sistema nervoso central onde se localiza o centro da fome e saciedade), enquanto uma dieta rica em ácidos graxos poli-insaturados (gorduras consideradas boas, como salmão, azeite, castanhas etc.) pode ajudar a reverter esse dano. O estudo, por enquanto, foi feito apenas em ratos, mas aponta novos caminhos no tratamento da obesidade e mostra que a dieta saudável faz bem ao coração e também ao cérebro.

***

No futuro, provavelmente não muito distante, haverá mais conhecimento sobre as questões genéticas que modulam as respostas individuais aos diferentes tipos de tratamento, sejam dietas, atividades físicas, medicamentos ou até no campo da cirurgia. Dessa forma, a medicina será mais assertiva na terapêutica, com menos efeitos adversos e melhores resultados. Até o presente momento, no entanto, a melhor receita ainda é manter hábitos de vida saudável, como boa alimentação e atividade física regular, e investir na prevenção do ganho de peso.

SOBRE OS AUTORES

Claudia Cozer Kalil é formada em medicina pela Universidade Federal do Espírito Santo e doutora em endocrinologia e metabologia pela Faculdade de Medicina da Universidade de São Paulo. Membro da Associação Brasileira para Estudo da Obesidade e da Síndrome Metabólica (Abeso), é médica do corpo clínico do Hospital Sírio-Libanês desde 1995.

Antonio Roberto Chacra possui graduação em medicina e doutorado em endocrinologia clínica pela Universidade Federal de São Paulo (Unifesp) e pós-graduação pela Universidade do Texas. Além de professor titular do Departamento de Medicina da Unifesp, atua como coordenador e investigador principal do Centro de Estudos e Pesquisa Clínica em Diabetes da mesma instituição. É diretor do Centro de Diabetes do Hospital Sírio-Libanês.

Denise Duarte Iezzi é formada pela Faculdade de Medicina da Universidade de São Paulo e especializada em endocrinologia e metabologia pela mesma instituição. Atua há mais de 20 anos como endocrinologista no Hospital Sírio-Libanês, onde também é coordenadora do Núcleo de Obesidade e Transtornos Alimentares.

José Antonio Miguel Marcondes tem título de especialista em endocrinologia e certificado de atuação em endocrinologia pediátrica pela Sociedade Brasileira de Endocrinologia, além de doutorado e livre-docência em endocrinologia pela Faculdade de Medicina da Universidade de São Paulo. Complementou sua formação com estágios na Universidade do Tennessee e na Universidade de Minnesota (EUA). É médico do corpo clínico do Hospital Sírio-Libanês há 25 anos e médico do Serviço de Endocrinologia do Hospital das Clínicas de São Paulo há 30 anos.

Erika Bezerra Parente é formada em medicina pela Universidade Federal do Ceará. Fez residência em clínica médica e endocrinologia na Faculdade de Medicina da Universidade de São Paulo e tem doutorado em endocrinologia pela mesma instituição. É professora de endocrinologia da Faculdade de Ciências Médicas da Santa Casa de São Paulo e atua como endocrinologista no Núcleo de Diabetes e Obesidade do Hospital Sírio-Libanês.